파브리병

이 책은 KMI 한국의학연구소의 제작 지원을 받아 출간되었습니다.

파브리병

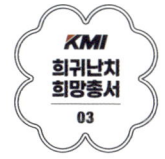

유한욱 지음

파브리병은 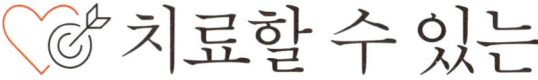 치료할 수 있는 유전 희귀질환입니다

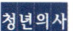

프롤로그

파브리병은 치료할 수 있는 유전 희귀질환입니다

파브리병(Fabry disease)이라는 희귀질환 진단을 받았을 때 느끼셨을 황당함을, 의료진의 한 사람으로서 온전히 이해하기는 어렵겠지만, 돌이켜보면 경험이 부족했던 저희 의료진 역시 당황스럽기는 마찬가지였습니다. 파브리병은 이미 130여 년 전에 처음 보고되었고, 반세기가 지나서야 그 원인이 밝혀졌으며, 다시 반세기가 흐른 뒤에야 비로소 완전하지는 않지만 치료법이 개발되었습니다.

과거에는 의료진이 파브리병에 큰 관심을 두지 않거나 잘 알지 못해 진단이 늦어지는 경우가 흔했습니다. 증상이 나타난 후 거의 20년이 지나서야 진단을 받은 환자들도 많습니다. 이러한 상황은 외국에서도 마찬가지였습니다. 증상의 발현 시기가 연령대에 따라 다를 수 있고, 증상이 워낙 다양하게 나타나기 때문일 것입니다.

아주 어릴 적 기억을 떠올려보면, 손발이 따갑고 아파서 밖에서 땀을 흠뻑 흘리며 개구쟁이처럼 신나게 놀지 못했을 수도 있습니다. 병원에서는 '특별한 문제는 없는 성장통'이라는 이야기를 들었을지도 모릅니다. 나이가 들어 우연한 기회에 소변 검사를 받았는데 "단백뇨[1]가 있다"는 말을 듣고 신장 조직 검사를 권유받았을 수도 있습니다. 또는 건강검진에서 "심장이 커져 있다"는 이야기를 들었을 수도 있지요. 물론 과거에는 이 질환을 의심하더라도, 특수한 효소 분석 검사나 유전자 검사를 쉽게 시행할 수 있는 의료 환경이 아니었습니다.

진단을 받고 나면, 이 질환이 유전질환이라는 점에서 본인의 진단이 자녀나 형제자매 같은 가족 구성원에게 영향을 줄 수 있다는 사실에 깊은 죄책감을 느끼는 경우가

---

[1] 소변에 단백질이 과도하게 섞여 나오는 상태로, 신장 기능 이상을 나타낼 수 있다.

많습니다. 충분히 공감되는 감정이지만, 동시에 극복해야 할 감정이기도 합니다.

그러나 2003년 이후, 처음으로 '효소대체요법'이라는 치료법이 개발되면서 많은 파브리병 환자들이 치료를 받으며 건강한 삶에 대한 희망을 갖게 되었습니다. 의료진도 이 질환에 대해 더 많은 것을 알게 되었고, 더욱 깊은 관심을 갖게 되었습니다. 또한 소아청소년과, 의학유전과, 신장내과, 심장내과, 신경과, 통증의학과 등 여러 전문 분야 간의 원활한 소통이 중요하다는 점도 인지하게 되었습니다.

그러나 아직도 진단이 늦어져 이미 비가역적인 장기 손상이 발생한 경우에는, 현재의 치료법으로 이를 완전히 정상화하는 데 한계가 있습니다. 그렇다고 해서 아무런 증상이 없는 상태에서 고가의 희귀의약품을 무턱대고 투약하는 것 역시 문제가 될 수 있어, 의료진은 이러한 상황에서 딜레마를 겪고 있습니다. 최근에는 모든 신생아를 대상으로 파브리병 선별 검사를 시행하게 되면서, 이러한 고민이 더욱 커지고 있습니다. 이는 증상이 나타나는 연령이 매우 다양하기 때문입니다.

현재 국내에서는 대부분의 성인 파브리병 환자들이 치료를 받고 있습니다. 이들 중에는 진단이 늦어져 증상이 어느 정도 진행된 분도 있고, 일부는 이미 되돌릴 수 없는 비가역적인 장기 손상이 발생한 경우도 있습니다. 이러한 환자들은 치료를 받고 있음에도 자신의 증상이 실제로 호전되고 있는지 확신하지 못하는 경우가 많습니다. 그로 인해, 고셔병이나 폼페병과 같은 다른 리소좀 축적질환에 비해 치료 순응도가 낮은 경향을 보이기도 합니다. 또한 증상이 비교적 경미한 환자 중에는 치료 자체를 거절하시는 분들도 있습니다. 그러나 증상의 경중과 관계없이, 모든 환자에게 꾸준한 치료를 반드시 받으실 것을 권유드립니다.

효소대체요법이나 경구용 제제인 기질감소요법만으로는 충분하지 않은 경우도 있습니다. 예를 들어 단백뇨가 심하거나 심부전증, 부정맥 등이 동반된 경우, 또는 심한 신경병성 통증이 있는 경우에는 의료진이 권장하는 적절한 보존적 치료를 반드시 병행해야 합니다. 또한 어렵고 부담스러우시더라도, 가족분들께 유전자 검사를 권유하셔야 합니다. 이 질환은 X염색체 연관 열성 유전방식으로 유전되지만, 여성에게도 증상이 나타날 수 있습니다. 따라서 파브리병 환자가 있는 가족은 전문적인 유전 상담을 받는 것이 바람직합니다.

이 책은 파브리병이라는 복잡하고 어려운 질환 앞에서 길을 찾고자 하는 환우들과 가족분들 그리고 이들과 함께 걸어가는 모든 분들에게 작은 도움이 되었으면 하는 마음으로 쓰였습니다. 낯설고 부담스러운 의학 정보를 가능한 한 쉽게 풀어내고자 했고, 그 안에 희망과 공감의 메시지도 함께 담고자 했습니다.

이제 긴 여정의 출발점에 선 여러분께, 이 책이 하나의 지도가 되어주기를 바랍니다. 지금부터 함께, 조심스럽지만 꾸준하게 걸어가 보겠습니다.

FABRY DISEASE

목차

프롤로그 파브리병은 치료할 수 있는 유전 희귀질환입니다 • 004

PART 1 파브리병 이해하기 • 013

환자와 그 가족이 겪는 일반적인 질병 경로 • 015
기억에 남는 환자 • 021
파브리병의 역사 • 026
파브리병의 임상 증상 • 031

PART 2 **파브리병 치료하기** • 045

파브리병의 진단 • 047

파브리병의 치료 및 관리 • 055

진단 이후 맞닥뜨리는 다양한 일들 • 065

기억에 남는 환자 • 074

다양한 치료법(현재)에 대한 심화 설명 • 078

PART 3 **파브리병 함께하기** • 091

환자와 가족이 흔히 하는 질문 • 093

기억에 남는 환자 • 112

현재 연구 중인 새로운 치료법 • 116

에필로그 파브리병 환자와 가족에게 전하는 희망의 메시지 • 122

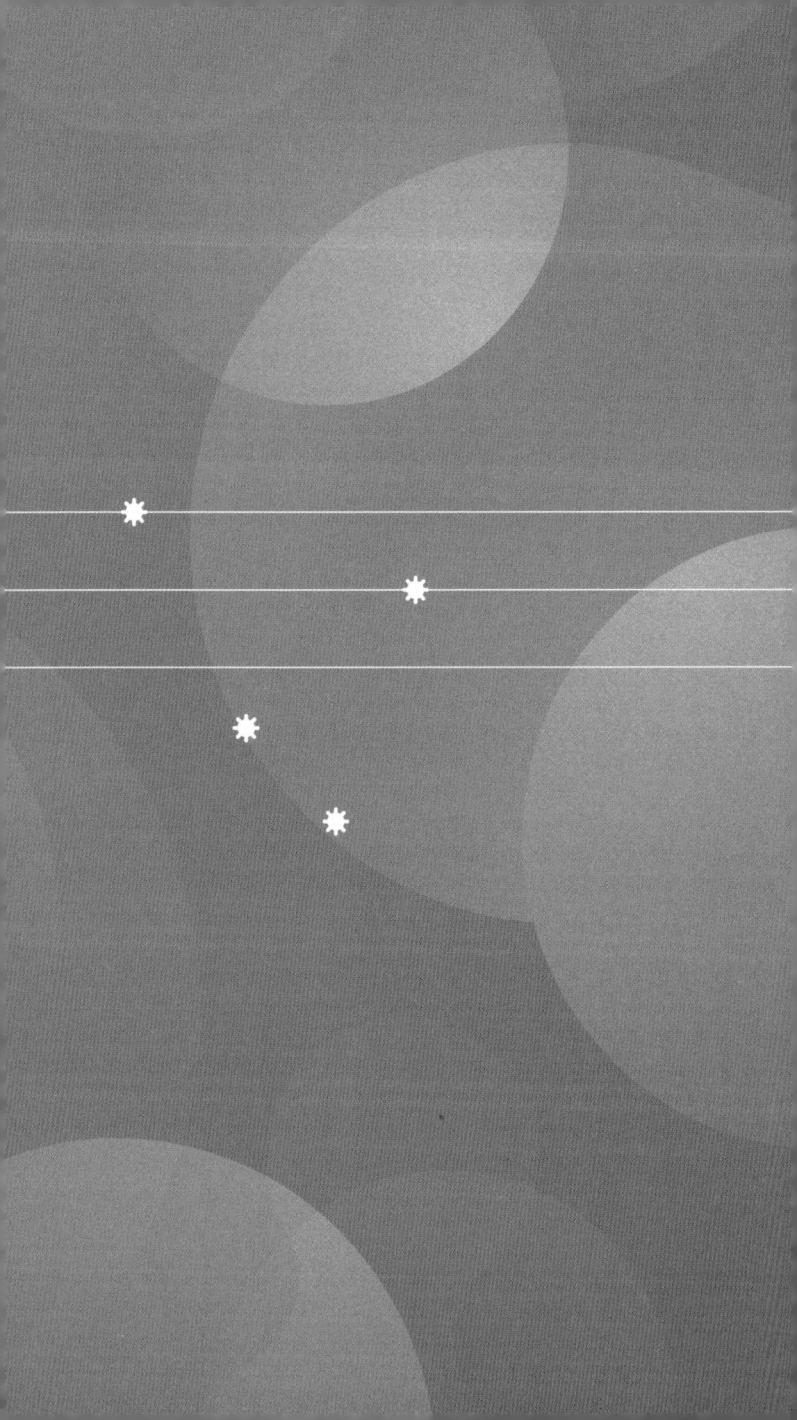

PART 1

파브리병 이해하기

환자와 그 가족이 겪는
일반적인 질병 경로

: 진단에 이르기까지 맞닥뜨리는 다양한 일

1. 진단을 받기까지 많은 시간이 걸린다(긴 진단 여정)

많은 희귀질환이 그렇듯이, 파브리병도 진단을 받기까지 오랜 시간이 걸리는 것으로 보고되고 있다. 일반적으로 증상이 나타난 후 진단까지 걸리는 시간은 평균 10~20년에 달한다. 파브리병은 '전통적 파브리병(classical Fabry disease)'과 증상이 늦게 발현하는 '지발형(late onset) 파브리병'으로 구분된다. 소아기부터 심한 증상으로 발현하는 전통적 파브리병은 지발형보다 상대적으로 조기에 진단되지만, 보고에 따르면 이 경우에도 진단이 4~5년 늦어진다고 한다.

전통적 파브리병은 아주 어린 나이(주로 소아기)에 신경병성 통증으로 시작되며, 손바닥과 발바닥에 화끈거림과 통증이 나타난다. 어린아이들은 통증의 양상과 강도를 정확히 표현하기 어려우므로, 보호자나 의료진이 통증의 성격을 구체적으로 물어보는 것이 좋다.

예를 들어 "손바닥이나 손가락 끝이 불꽃에 데인 것 같은 느낌이니?" 또는 "뾰족한 바늘로 발바닥이나 발끝을 찌르는 것 같은 아픔이니?"와 같은 방식으로 질문하는 것이 도움이 된다. 이러한 통증은 일반적인 통증 치료약에는 잘 반응하지도 않는다.

성인기에 진단되는 지발형 파브리병은 콩팥병이나 심장병의 증상으로 처음 진단을 받게 되는 경우가 많다. 진단이 지연되는 일도 흔하다. 그 외에도 젊은 나이에 뇌혈관 질환으로 뇌경색 증상이 나타나기도 한다. 증상이 발현된 여성 환자의 경우, 남성보다 증상의 시작 시점은 늦지만 진단이 지연되는 기간은 거의 남성 환자와 동일하다. 원인을 알 수 없는 만성신부전 환자가 한 가족 내에 여러 명 있거나, 젊은 나이에 뇌졸중이 발생했거나, 좌심실 비대의 원인이 불명확할 경우에는 파브리병을 의심하고 효소 분석, 유전자 진단, 생물학적 지표 검사 등 정밀 검사를 받아야 한다. 특히 가족력이 있는 경우에는 더욱 주의가 필요하다.

2. 조기 진단을 위한 노력

파브리병을 조기에 진단하기 위해 다양한 시도가 이루어지고 있다. 가장 먼저 시도된 것은 파브리병 가능성이 높은 고위험군을 대상으로 한 스크리닝 검사다. 스크리닝 과정에서는 먼저 효소를 측정하거나 생물학적 지표(Gb3, Lyso-GB3)를 측정한 후, 의심되는 경우 유전자 진단으로 확진하는 과정을 거친다.

이와 관련된 결과는 이미 여러 연구를 통해 알려져 있다. 원인을 알 수 없는 만성신부전증으로 혈액 투석을 받는 남성 환자의 0.21%, 여성 환자의 0.15%가 파브리병으로 규명되었다. 또한 원인을 알 수 없는 만성신부전으로 신장 이식을 받은 남성의 0.25%도 파브리병이었다. 심장 비대의 원인이 명확하지 않은 환자 중 약 0.9%가 파브리병으로 밝혀졌으며, 50세 이전에 뇌졸중이 발생한 환자의 0.9%도 파브리병이 원인이었다고 한다.

두 번째 시도는 태어나는 모든 신생아를 스크리닝하는 것이다. 우리나라도 2024년부터 모든 신생아를 대상으로 검사를 시행하고 있다. 신생아의 발뒤꿈치에서 혈액을 채취하여 종이(여과지)에 묻힌 후 검사실로 보내 검사를 진행한다. 물론 신생아 스크리닝에도 여러 가지 문제점이 따른다. 유전자 검사까지 시행하더라도, 파브리병 여부를 확실히 판단하지 못한 채 정기적으로 관찰할 수밖에 없는 경우가 많다. 또한 파브리병으로 진단되더라도 언제 증상이 나타날지 예측하기 어려운 경우가 대부분이다.

이러한 불확실성은 부모의 심리적 부담과 의료비 증가로 이어질 수 있으며, 현실적인 문제로 작용하고 있다. 그럼에도 불구하고 신생아 스크리닝 결과는 놀랍게도 파브리병의 발생 빈도가 높다는 것을 보여주고 있다. 그러나 이 중 상당수가 지발형 파브리병인 것으로 확인되어, 결국 앞서 언급한 경과 관찰과 예측 불가능성의 문제를 다시금 마주하게 된다.

3. 다학제 진료의 필요성

파브리병 환자는 매우 다양한 의료 전문과에서 진단을 받게 된다. 어린 나이에는 소아청소년과(소아신경, 유전, 소아신장)에서 진료를 받지만, 성인기에는 어느 과에서 진단을 받게 될지 모른다. 신장내과, 심장내과, 안과, 이비인후과, 피부과, 통증의학과, 류마티스내과 등 여러 진료과에서 파브리병이 진단될 수 있다. 이처럼 세부 전문 분야를 방문해야 할 정도로 파브리병의 증상은 매우 다양하다.

진단 시는 물론, 진단 후에도 반드시 여러 전문 분야가 다학제적으로 진료에 참여해야 한다. 종양 환자의 경우처럼, 한 명의 환자를 중심으로 각 전문과의 의료진이 모여 진료 및 치료 계획을 함께 세우는 방식으로 접근해야 한다. 그러나 현실은 이상과 다르다. 대부분의 병원에서는 환자가 여러 진료과를 각각 따로 방문해야 하는 구조이며, 이마저도 운영이 잘 이루어지는 경우에 해당한다. 실제로는 많은 의료기관에서 환자를 자신이 속한 진료과의 질환만 중심으로 진료하고, 다른 장기의 변화나 증상은 놓치는 경우도 많다.

4. 가족 유전 상담

외국의 경우, 한 가족 내에서 환자 한 명이 진단되면 추가적으로 5~6명의 가족 구성원이 새롭게 진단된다고 한다. 그러나 내가 수년 전에 조사한 바에 따르면, 우리나라에서는 평균적으로 추가 진단되는 가족이 1명 정도에 불과하다. 왜 이런 차이가 발생하는가.

많은 사람들이 우리나라의 가족 간 유대감(family bonding)이 강하다고 말하지만, 실제 현실은 꼭 그렇지만은 않다. 가족 상담을 하다 보면, 가계도상 반드시 검사를 받아야 할 모계 쪽 친척들이나 가까운 형제, 자매, 조카 등이 있음에도 불구하고 연락이 끊긴 상태이거나, 연락이 닿지 않거나, '지금 내 형편도 어려운데 다른 가족까지 신경 쓸 여유가 없다'는 등의 이유로 상담이 제대로 이루어지지 않는 경우가 많다.

이러한 현실은 유전 상담 과정에서 매우 큰 장벽(barrier)으로 작용한다. 특히 이 질환이 여성에 의해 유전되는 X 염색체 연관 질환이라는 점도 상담의 어려움에 영향을 미치는 것으로 보인다.

기억에 남는
환자

: 파브리병 효소 치료제를 국내에 빠르게 도입하게 된 계기

2003년, 미국에서 파브리병 효소 치료제가 승인되었다. 그해, 세 살 된 매우 예민해 보이는 남자아이와 걱정스러운 표정의 어머니가 함께 내원하였다. 어머니는 아이가 매일 복통을 호소하고, 가끔 설사도 한다고 말했다. 표현은 서툴지만 손바닥과 발바닥이 매우 아픈 것 같다고도 하였다. 이러한 문제로 여러 병원을 다녔지만 병명을 알 수 없었다고 했다.

어머니의 이야기를 처음 들었을 때, 나는 순간적으로 파브리병을 떠올렸다. 소아 파브리병의 주요 증상은 손가락이나 발가락이 불에 데인 듯하거나 바늘에 찔리는 듯한

통증이며, 소화도 잘 안되어서 복통을 자주 호소하고, 설사와 변비가 반복되는 소화기 증상이 대부분이기 때문이다. 이 질환은 X 염색체 연관 유전질환이므로, 어머니의 증상이나 모계 가족력에 대해 질문했지만, 당시 특별한 가족력이나 관련 증상은 확인되지 않았다.

아이의 혈액을 채취하여 '알파-갈락토시다제 A'라는 효소를 측정하였다. 파브리병은 이 효소의 유전적 결핍 때문에 발생한다. 효소는 정상 수치의 30% 정도였다. 전형적 파브리병은 효소 활성도가 대개 2~3% 이하로 매우 낮다. 이후 파브리병 유전자(GLA유전자) 분석을 시행했다. 놀랍게도 66번째 아미노산이 글루타민산에서 글루타민으로 치환된 돌연변이가 확인되었다. 이 돌연변이는 당시만 해도 파브리병을 유발하는 병인 돌연변이로 여겨졌으며, 일본에서는 이 돌연변이를 가진 환자들에게 효소대체요법이 시행되고 있었다. 다만, 일본에서의 대부분 사례는 성인 환자였다.

환자의 어머니는 효소대체요법 치료제를 국내에 도입하고 보험급여화하여 본인의 자녀가 치료를 받을 수 있도록 여러 관계 기관과 당시 청와대 대통령실 민원실에 직접 청원하는 등 열정적으로 뛰어다니셨다.

그런데 내게는 고민이 생겼다. '이 아이가 진짜 파브리병 환자일까?'라는 의구심이 들었다. 이 아이를 계기로 여러 연구를 시작하게 되었다. 우선 파브리병 환자의 체내에 축적되는 'Gb3' 및 'Lyso-Gb3'의 농도를 혈액과 소변 등에서 측정하였으나 모두 정상 범위였다. 한국 신생아에서 해당 돌연변이의 빈도가 얼마나 되는지를 조사해 본 결과, 놀랍게도 0.5~1%에 달하는 것으로 나타났다. 일본과의 공동 연구에서도, '알파-갈락토시다제 A' 효소 농도는 30% 정도로 저하시키나 이 변이를 지닌 사람들의 피부와 신장 조직에서 'Lyso-Gb3' 같은 생물학적 지표의 축적이 없었다.

결론적으로 이 유전자 변이는 양성 변이로, 소위 가성결핍(pseudodeficiency)[2]이었음을 처음으로 규명한 것이다. 우리가 발표한 이 논문으로 인해, 해당 변이를 지닌 사람들은 효소대체요법을 중단하게 되었다. 우스갯소리로, 이

---

2 질병처럼 보이지만 실제로는 증상이 없고 병을 유발하지 않는 효소 활성 저하 상태.

논문 때문에 제약사의 매출이 줄었다는 불평이 있다는 이야기도 들었다.

특히 이 가성결핍이 한국인, 일본인, 중국인에게 흔하게 나타나기 때문에, 환자로 오인되어 불필요하고 값비싼 치료를 받게 될 수 있다는 점이 문제다. 우여곡절 끝에 효소 치료제는 국내에 빠르게 도입되었으나, 결과적으로 이 아이는 치료 대상이 아니었다. 다행히 약제 도입에 애써 주신 어머니께서 이 상황을 잘 이해해 주셔서 불필요한 치료는 하지 않게 되었다. 대신 이 과정을 통해 다른 '진짜' 파브리병 환자들이 진단되기 시작하면서 그들이 이 어머니의 노력 덕분에 조기에 치료를 받을 수 있게 되었다.

이 아이는 이후 간단한 진통제와 심리적 지지요법을 병행하면서, 파브리병 관련 증상이나 바이오마커가 증가하지 않는지 정기적으로 검사하였다. 그러나 어느 시점부터 수년간 추적이 이루어지지 않았고, 시간은 그렇게 흘러갔다. 거의 십수 년이 지난 어느 날, 건장한 청년과 그의 어머니가 외래에 내원하였다. 20여 년 전에 파브리병 효소 치료제를 국내에 빠르게 도입하는 계기가 되었던 그

아이가, 아무 문제 없이 건강하게 성장하여 감사 인사를 전하기 위해 찾아 온 것이다.

이와 같이 파브리병은 효소 측정과 유전자 검사를 시행하더라도, 드물게 진단이 불확실한 경우가 있다. 또한 임상적으로는 전형적인 증상(신경병성 통증)과 신장 및 심장 기능 이상 소견을 보이는 전통적 파브리병 환자부터 늦게 발병하는(late-onset) 단백뇨, 신장 기능 이상만 보이는 환자, 심장근육 비대증만 보이는 환자, 뇌경색만 보이는 환자에 이르기까지 매우 다양한 스펙트럼을 보인다.

파브리병의
역사

파브리병의 역사 및 원인

독일의 피부과 의사 요한 파브리(Johannes Fabry)와 영국의 피부과 의사 윌리엄 앤더슨(William Anderson)이 1898년에 각각 독립적으로 이 질환을 처음으로 보고하였다. 두 의사는 환자들의 혈관각화종(angiokeratoma)[3]과 같은 피부 병변, 통증, 다발성 장기 증상을 자세히 기술하였다. 이에 따라 이 질환은 한때 'Anderson-Fabry disease'로 불리기도

---

[3] 작은 혈관이 확장되고 각질이 덮인 붉은 반점으로, 파브리병에서 전형적으로 나타나는 피부병변이다.

하였다.

1950~1960년대에는 세포 내에 축적된 물질이 '글로보트리아오실세라마이드(Globotriaosylceramide, GL-3또는 Gb3)'임이 확인되었다. 1967년에는 네덜란드 연구팀이 파브리병의 원인이 '알파-갈락토시다제 A(α-Gal A)' 효소의 활성 결핍이라는 사실을 밝혀냈다. 1970년대 이후에는 파브리병이 X 염색체 연관 열성 유전자(GLA 유전자)의 돌연변이로 인해 발생하는 질환임이 확인되었다. 이로 인해 남성 환자가 더 심각한 증상을 보이는 경우가 많고, 여성은 주로 경미한 증상이나 무증상 상태를 보이는 경우도 많다.

파브리병은 리소좀에 존재하는 50여 종의 가수분해 효소 중 하나인 '알파-갈락토시다제 A'의 결핍에 의해 발생한다. 이 효소는 398개의 아미노산으로 구성된 단일체이며 올리고당(oligosaccharides), 당단백질(glycoproteins), 당지질(glycolipids) 등에서 갈락토스(galactose)를 제거하는 데 필요한 효소다. 유전 정보는 7개의 엑손(exon)으로 구성된 GLA 유전자에 존재하며, 이는 X 염색체의 장완(Xq22.1)에 위치한다. 따라서 파브리병은 성염색체 열성 방식으로 유전된다. 전체 환자의 약 70~80%에서 모계 유전이 확인되며, 20~30%는 모계를 포함한 가족 중에 병력이 없다. 이는 산발적(de novo) 돌연변이 또는 성선 모자이시즘[4] 때문이다.

현재까지 약 1,100종에 이르는 다양한 기능 상실(loss of function)의 GLA 유전적 돌연변이가 알려져 있다. 돌연변이 유형은 가계마다 매우 다르며, 한국인의 경우 약 30%는 'CRIM(Cross-Reactive Immunological Material)[5]'이 존재하지 않는 넌센스 돌연변이(nonsense mutation), 프레임 이동 돌연변이(frame shift mutation), 유전자 재배열(gene rearrangement), 스플라이싱 이상(splicing mutation) 돌연변이다. '알파-갈락토시다제 A'의 결핍은 주요한 전구물질인 '글로보트리아오실세라마이드' 축적을 초래한다.

Gb3는 주로 혈관 내피세포에 축적되어 미세혈관 폐쇄를 유발할 뿐만 아니라, 다양한 세포 및 조직에도 침착된다. 예를 들어 심장근육 조직, 땀샘, 신장의 세뇨관, 메

---

[4] 일부 생식세포(정자 또는 난자)에만 유전자 돌연변이가 존재하는 상태로, 부모는 증상이 없지만 돌연변이를 자녀에게 유전할 수 있다.
[5] 비정상 효소 단백질이 체내에서 검출되는지를 나타내며, 치료에 대한 면역 반응에 영향을 준다.

산지움(mesangium), 족세포(podocytes) 그리고 소화기관의 장운동에 관여하는 신경세포(예: 근육층신경얼기(myenteric plexus), 신경절 세포(ganglion cells)) 등이 포함된다. 점진적으로 증가하는 Gb3의 축적으로 인해 세포, 조직, 기관으로 손상의 범위 및 정도가 확대되는 병리 기전이 파브리병의 자연 경과를 설명한다. 잔존 효소 농도에 따라 '전통적인 파브리병'과 '지발형 파브리병' 등으로 나뉘며, 임상 경과에도 차이를 보인다. 여성 보인자의 경우에도 증상이 발현할 수 있는데, 이는 X 염색체의 불활성화가 비균형적으로 이루어지는 경우(skewed X-chromosome inactivation)다.

발생 빈도

일반적으로 전통적 파브리병은 남자 40,000명당 1명의 빈도로 발생하는 것으로 알려져 있다. 그러나 최근에는 신생아 선별 검사 등을 통해 발생 빈도가 보다 구체적으로 밝혀지고 있다. 대만, 이탈리아 등에서 보고된 바에 따르면, 지발형 파브리병까지 포함할 경우 약 1,250~3,000명의 신생아당 1명꼴로 발생한다고 한다. 신생아 스크리닝을 통해 추산된 파브리병의 유병률은 매우 다양하며,

1/1,250~1/22,000까지 보고된다.

영국의 바이오뱅크 연구에 따르면, 성인 약 5,500명당 1명이 파브리병 유전자의 변이를 가지고 있는 것으로 나타났다. 또한 미국에서 진행된 최근 유전학적 연구에서는 남성의 경우 14,000명 중 1명, 여성의 경우 7,000명 중 1명이 파브리병 유전자 변이를 보유하고 있었으며, 대부분 지발형 유전자형이었다고 한다.

한국인의 경우 정확한 발생 빈도를 모르지만, 현재까지 약 100여 가계에서 200명 미만의 환자가 진단받은 상황이다. 국내에서는 전통적 파브리병 환자가 더 많아서 지발형 파브리병 환자들은 여전히 미진단 상태일 가능성이 크다.

파브리병의 임상 증상

1. 신경 증상

파브리병의 신경 증상은 말초신경 증상, 자율신경계 증상, 중추신경 증상으로 크게 나눌 수 있다. 말초신경 증상은 소아기에 발생하며, 손가락과 발가락 말단에 나타나는 심한 통증이 매우 특징적이다. 이 통증은 찌르는 듯하거나 화상을 입은 듯한 견딜 수 없는 양상을 보이며, 성인이 된 이후에도 지속되거나 다소 완화되기도 한다. 해부학적으로는 직경이 작은 신경섬유(small unmyelinated nerve fibers)인 C-섬유(C nerve fiber)와 Aδ-섬유(A delta nerve fiber)의 밀도가 감소하는 것이 확인된다. 이러한 변화는 아마도 신

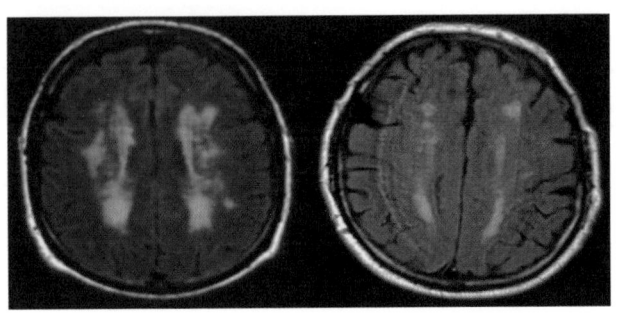

▲ 뇌 MRI 소견: 대뇌백질의 이상(white matter lesion)

경에 혈액을 전달하는 미세혈관의 폐쇄에 의한 손상 때문으로 여겨진다. 시간이 지남에 따라 온도 감각에 대한 역치가 점차 상승한다.

자율신경계 증상으로 가장 흔한 것은 무한증(anhidrosis)과 저한증(hypohidrosis)이며, 기립성 저혈압, 발기부전 등이 동반될 수 있다.

중추신경계 증상으로는 주로 20~50세의 비교적 젊은 연령대에서 일과성 허혈 발작이나 뇌졸중이 발생할 수 있다. 실제로 55세 미만의 남성에서 발생한 원인을 알 수 없는 조기 뇌졸중 사례 중 약 0.9%가 파브리병에 의한 것으로 보고된 바 있다. 뇌 MRI 소견에서도 비교적 특징적

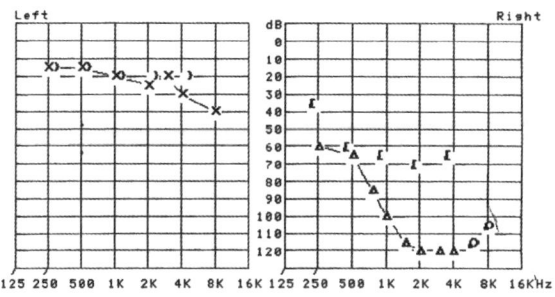

▲ 청력 검사 소견: 고주파영역의 청력 장애, 신경성 난청

인 소견들을 보일 수 있다. 대뇌 백질의 미세 허혈성 병변(lacunar defect), 척추-기저동맥(vertebrobasilar artery)의 비정상적 확장(dolichoectasia), 시상(thalamus)의 후부 영역, 특히 T1에서 음영이 증가되는 'pulvinar sign' 등이다.

파브리병 환자에서는 뇌혈류 속도(cerebral blood flow velocity, CBFV)가 정상인보다 증가되어 있다. 드물게는 진행하는 중추신경계 증상으로 인해 다발성 경화증이나 무균성 뇌막염과 유사한 양상을 보이기도 한다. 일반적으로 인지 능력에는 별 문제가 없지만, 뇌졸중 등에 의해 손상을 받을 수 있다. 청각 장애도 동반되며 초기 증상은 이명이다. 주로 고주파 영역의 청력 손상이 나타나는 전형적인 감각신경성 난청이다. 실제로 전체 환자의 약 2/3에서 최소한 한쪽 귀에 청력 손상이 관찰된다.

2. 신장 증상

신장 증상은 파브리병에서 가장 대표적인 주요 증상이다. 초기 진단이 늦어지면, 10대 후반에서 20대 사이에 원인을 알 수 없는 단백뇨로 인해 우연히 신장 조직 검사에서 발견되기도 한다. 반복적인 혈뇨를 보이기도 한다. 진단이 늦어지면 지속적인 사구체 여과율이 감소하여 30~50대에 말기신부전증에 이를 수 있다. 실제로 원인 불명의 말기신부전증으로 혈액 투석을 받고 있는 남성 환자의 0.2~0.3%는 파브리병이다. 파브리병에 의한 신장 기능의 자연 경과는 진단 시 사구체 여과율 및 단백뇨의 양에 따라 신기능 소실 속도가 달라진다.

진단 시 사구체 여과율(glomerular filtration rate, GFR)이 '60ml/min/1.73m^2' 이상인 경우, 남성 환자에서 연간 GFR 소실 속도는 '약 3ml/min/1.73m^2/yr'이다. 만약 진단 당시 GFR이 '60ml/min/1.73m^2' 미만인 경우에는 소실 속도가 2배 이상 증가한다. 남성 환자의 경우 진단

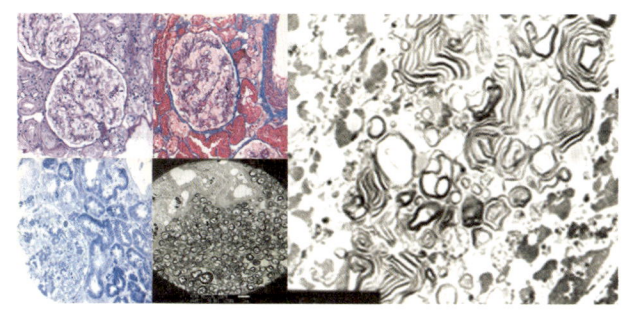

▲ 신장조직의 광학현미경 및 전자현미경 소견

시 24시간 단백뇨가 1g 이상일 경우, 연간 GFR 소실 속도는 '약 $7ml/min/1.73m^2/yr$'에 이르나, 만약 단백뇨가 100~1000mg인 경우 소실 속도는 절반 정도로 감소한다. 따라서 단백뇨 감소를 위한 적극적인 치료가 필요하다.

단백뇨는 남성의 경우 대개 10대 후반부터 시작되지만, 신장 병리조직에서는 매우 어린 나이에도 이미 Gb3의 침착이 관찰된다. Gb3는 신사구체의 메산지움, 족세포, 모세혈관 내피세포, 신장의 신세뇨관, 간질(interstitium), 미세 동맥혈관의 내피세포, 평활근 등에 축적된다. 리소좀에 축적되는 이 물질은 전자현미경뿐만 아니라 일반 광학현미경으로도 쉽게 관찰된다. 특징적인 동심성의 층판성

소체(concentric lamellar inclusion body)가 관찰되며, 마치 얼룩말의 무늬처럼 보인다.

3. 심장 및 순환기계 증상

초기에는 증상이 없으나 연령이 증가함에 따라 심장이 점차 두꺼워진다. 원인을 알 수 없는 좌심실 비대 환자 중 남성의 약 1~4%, 여성의 약 1~12%가 파브리병이 원인이라는 보고가 있다. 질환이 진행되면 동심성 심근병증(concentric hypertrophic cardiomyopathy)이 발생하며, 좌심실 이완부전으로 심부전이 동반되기도 한다. 또한 부정맥도 흔하게 발생하는데, 동서맥(sinus bradycardia), 심방세동, 방실 차단, 심각한 심실성 빈맥 등이 그 예다. 이 외에도 기립성 저혈압이 나타나기도 하고, 드물게는 작은 혈관, 관상동맥, 판막에 손상이 나타난다.

병태생리학적으로는 Gb3가 심근세포에 축적되면 심장 비대를 유발하며, 전도조직에 축적되면 부정맥을, 관상동맥에 축적되면 심근경색이나 협심증을 유발한다. 심장 내막이 더 두꺼워지면서 심초음파에서 'binary appearance'라는 이중 반사 음영이 관찰되기도 한다. 질

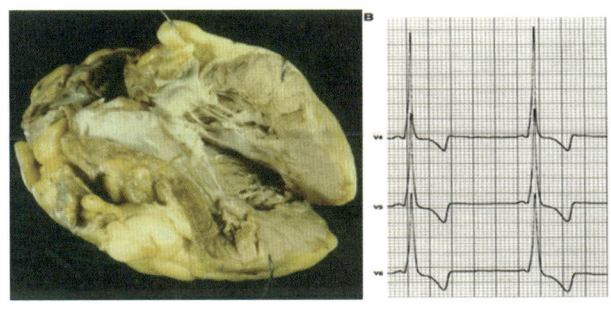

▲ 좌심실 비대, 서맥, PR 단축의 심전도 소견

환이 더 진행하면 좌심실의 수축 기능(ejection fraction)이 감소하고 좌심실 이완기 장애(left ventricular diastolic dysfunction)가 나타난다. 심장근육 내 섬유화 진행 정도는 가돌리늄 조영제(gadolinium contrast)를 활용한 심장 MRI 영상으로 구별하기도 한다. 특히 좌심실벽의 기저 측하부(basal inferior lateral wall)에 고음영이 관찰되면 섬유화를 의미한다.

4. 피부 증상

각화혈관종(angiokeratoma)은 파브리병에서 가장 특징적인 피부 소견이다. 이는 피하조직의 모세혈관이 확장되어 생

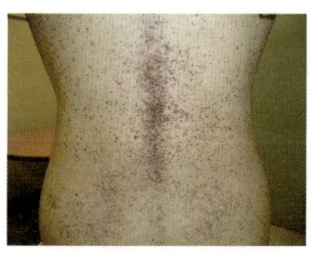

▲ 각화혈관종(angiokeratoma)

기는 검붉은 빛의 작은 반점으로, 주로 배꼽 주변, 허리, 엉덩이 등에 분포하는데 입술, 혀, 손끝, 발끝 등 다양한 부위에서도 나타날 수 있다. 이 반점들은 아프거나 가렵지는 않다.

5. 안과적 증상

특징적인 모양의 각막혼탁은 거의 모든 남성 환자와 약 70%의 여성 보인자에게서 나타난다. 이는 선회하는 듯한 형태의 혼탁(whorled, whirl-like)으로, 윤상 각막(Corneal Verticillata)이라고 한다. 이 혼탁은 시력에 영향을 주지는 않는다. 또한 수정체 후면에 과립성 바퀴살 모양의 침착(granular spoke-like deposit)이 나타나는 수정체 혼탁이나, 망

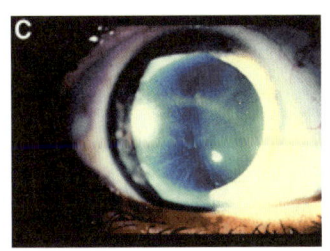

▲ 각막혼탁(whirl like clouding)

막과 결막의 미세혈관에서 사행성(tortuous)이고 소시지 모양의 확장이 발견되기도 한다.

6. 이비인후과적 증상

청신경 자체 또는 미세혈관의 손상으로 인해 이명과 감각신경성 난청이 동반된다.

7. 소화기계 증상

소화기계 증상은 장간막 혈관벽과 장근육층 신경얼기(myenteric plexus), 자율신경절에 '글리코스핑골리피드(glycosphingolipid)'인 Gb3가 축적되어 발생하는 것으로 여겨진다. 간헐적인 설사, 식후 상복부 팽만감과 통증, 체중 감소, 구토, 오심, 변비 등의 비특이적인 증상이 나타나며, 음식의 위 배출 시간이 지연되기도 한다. 특히 남자 소아 파브리병 환자의 약 60~70%에서 이러한 증상이 흔히 관찰된다.

8. 정신과적 문제

전신적으로 무력감을 느끼며, 우울감 등의 증상이 흔하게 나타난다. 신경병성 통증을 완화시키기 위해 마약성 진통제에 의존하거나 음주에 탐닉하는 경향을 보이면서, 약물남용(substance abuse)의 위험성이 높아진다.

9. 기타 증상

폐쇄성 호흡기 질환이 동반된다. 이는 기도계에 Gb3가 축적되기 때문이다. 나이가 들수록 발생 빈도가 증가하며, 잦은 기관지염과 호기 시 천명 등의 증상이 나타난다. 유전자형-표현형 간의 연관성도 보고되어 있으며, p.D264V(264번째 글루타민산이 발린으로 치환됨) 점돌연변이의 경우 발생 빈도가 높아진다. 적혈구 수명의 감소에 따른 빈혈, 혈소판 응집능 증가 등의 혈액학적 이상도 보고된다. 근골격계 증상으로는 근육통, 관절통이나 지절간관절(interphalangeal joint)의 부종, 동통, 변형이 동반되기도 한다. 림프부종으로 인해 발등이나 하지가 붓기도 한다.

10. 소아기 증상

소아기에 쉽게 진단에 이를 수 있는 주요 증상은 말초신경 증상이며, 특히 손가락과 발가락 말단에 발생하는 극심한 통증이 매우 특징적이다. 이 통증은 찌르는 듯하거나 화상을 입은 듯한 견디기 힘든 양상으로 나타나며, 통증으로 인해 활동량이 줄어들어 비활동적인 생활을 하게 된다. 또한 간헐적인 설사와 복통 등의 소화기 증상이 전체 환자의 약 60~70%에서 동반된다. 성장 장애가 나타나

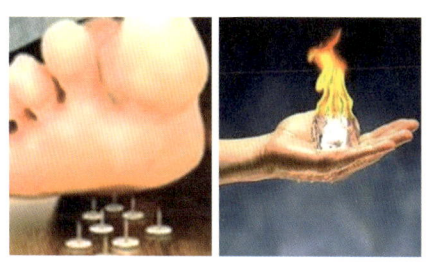

▲ 소아기 증상 통증의 표현

며, 사춘기 발달이 지연되는 양상을 보인다. 남자 환자의 경우에는 특징적인 형태의 각막혼탁이 보이며, 나이가 들어감에 따라 단백뇨, 발한 저하, 각화혈관종 등의 증상이 나타난다.

11. 여성 보인자의 증상

무증상의 성인 여성 보인자의 약 70% 이상에서 각막의 특징적인 혼탁이 관찰되며, 이는 보인자 유무를 판별하는 임상적 소견이 된다. 성염색체 X의 불균형 불활성화로 인해 여성 보인자의 약 60~70%에서 증상이 발현되며, 주요 증상들은 남성 환자보다 늦게 발현하는 경향이 있다. 가장 흔한 증상은 손과 발끝에서 나타나는 신경병성 통증이다. 단백뇨는 약 1/3의 환자에게서 관찰되고, 약 20%에서는 예측 사구체 여과율(e-GFR)이 '60ml/min/1.73m^2' 미만이며, 드물게 신부전에 이르기도 한다. 좌심실 비대는 20~40%의 환자에서 관찰되며, 저발한(hypohidrosis) 증상도 20~30%에서 발견된다. 여성 보인자의 경우 증상 발현의 중간 연령(median age)은 13세, 진단 시 중간 연령은 32세로, 진단을 받기까지 약 20년의 지연이 있다. 반면, 남자 환자의 경우 증상 발현은 9세경에 시작되고 진단은 23세에 이루어져, 유증상 여성 보인자보다 빠른 편이다.

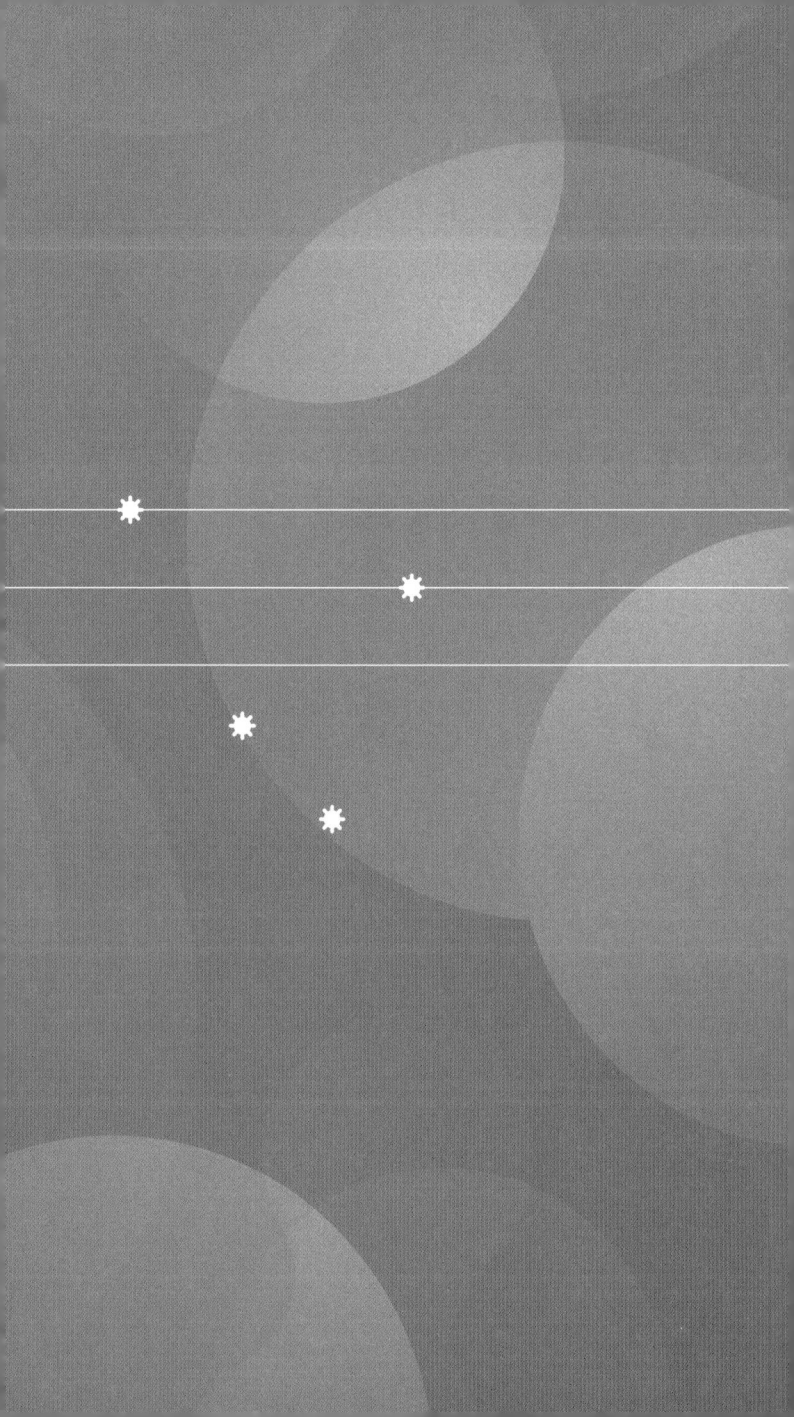

… PART 2

파브리병 치료하기

파브리병의 진단

1. 증상에 근거한 감별 진단

임상적으로 증상이 있는 환자에서 파브리병을 의심하는 것이 중요하다. 관절통과 발열, 적혈구 침강율 증가가 있을 때는 청소년기 류마티스성 관절염 또는 류마티스열 등으로 오진되기도 한다. 온도 변화에 따른 사지의 동통은 레이노증후군(Raynaud syndrome)[6]을 의심하게 한다. 사지 말단의 신경성 동통은 홍색사지통증(erythromelalgia)[7],

---

[6] 찬물이나 스트레스 등의 자극에 의해 손가락이나 발가락 끝부분의 혈관이 수축하면서 혈류 장애가 발생하고, 이로 인해 창백해지며 통증이 유발되는 질환.
[7] 주로 손과 발에 화끈거림, 발적, 통증이 발생하는 드문 말초신경계 질환.

성장통, 심인성 장애 등으로 잘못 진단되기도 한다. 뇌졸중이나 진행하는 신경장애는 다발성 경화증으로 오인되기도 한다. 단백뇨는 여러 종류의 신장염으로, 심근 비대는 다른 원인에 의한 심장 비대로, 소화기계 증상은 염증성 장염 등과 자주 혼동된다. 비교적 특징적인 각막혼탁인 윤상 각막도 아미오다론(amiodarone) 또는 클로로퀸(chloroquine) 투약 부작용으로 나타날 수 있다.

따라서 특징적인 신경병성 사지 말단의 동통이 있고 단백뇨, 발한 장애, 각화혈관종, 각막혼탁 등이 있을 때는 반드시 파브리병을 의심해야 한다. 특히 가족력에서 모계 쪽의 신장병이나 순환기계 질환의 병력이 있으면 파브리병을 더욱 의심해 봐야 한다.

2. 효소 분석

형광분광흡광법(fluorospectrometry)에 의한 분석이 전통적인 분석 방법이다. 일반적으로는 백혈구에서 측정하지만 혈장, 피부 세포주에서도 측정이 가능하다. 전형적 파브리병에서는 '알파-갈락토시다제 A'의 잔존 효소 농도가 없으나, 비전형적 파브리 병에서는 존재한다. 최근에는 이중질량분석(tandem mass spectrometry)을 이용한 검사도 가능하다.

3. 유전자 분석

'알파-갈락토시다제 A' 유전자(GLA)는 12kb 정도의 비교적 작은 유전자로, X 염색체 장완(Xq22.1)에 존재하며 7개의 엑손으로 이루어져 있다. 이 유전자에서는 작은 결실, 삽입 돌연변이에 의한 프레임 이동 돌연변이, 스플라이싱 돌연변이, 넌센스 돌연변이도 흔해서 대부분의 전형적 파브리병 환자는 CRIM 음성으로 나타난다. 따라서 효소 치료 시 많은 환자에서 항체가 형성된다. 일반적으로는 각 엑손을 PCR(중합효소 연쇄반응)로 증폭하여 염기서열을 분석한다. 유전자 재배열에 의한 큰 결실이나 중복을 확인하기 위해서는 MLPA 검사를 하기도 한다.

4. 파브리병 환자에서 필요한 임상적 평가 항목

파브리병으로 진단을 받으면 다음과 같은 검사들이 필요하다.

① 전반적인 진찰 소견: 병력 및 가계도, 이학적 소견, 활력 증후, 통증 점수(BPI), 삶의 질 평가(SF-36또는 EQ5D), 질환 중증도 지수(severity score index, MSSI)

② 순환기계: 심전도(24시간 심전도 포함), 심초음파, 운동부하 검사

③ 신장계: 사구체 여과율(Cr51 EDTA또는 24시간 소변 크레아티닌 청소율), 24시간 소변 단백, 단일뇨 알부민/크레아티닌 비율(spot urine Alb/Cr) 비율, 신조직 생검(필요에 따라)

④ 신경계: 뇌 MRI, 발한 기능 검사(QSART, 가능한 경우), 근전도 검사(신경병증 의심 시)

⑤ 안과계: 세극등 검사(cornea verticillata 확인), 역조명 검사(retroillumination, 백내장 확인), 망막 검사(혈관 이상 확인)

⑥ 청력: 순음 청력 검사(pure tone audiometry)

⑦ 검사실 검사: 일반 혈액 검사, 전해질 및 신기능, 간 기능, 지질, 혈장 Gb3, Lyso-Gb3, 소변 알부민/크레아티닌 비율, 소변 Gb3, Lyso-Gb3

5. 생물학적 지표

소변 및 혈장의 Gb3, Lyso-Gb3가 현재로서는 가장 많이 사용되는 생물학적 지표다. 효소대체요법을 시작하면 치

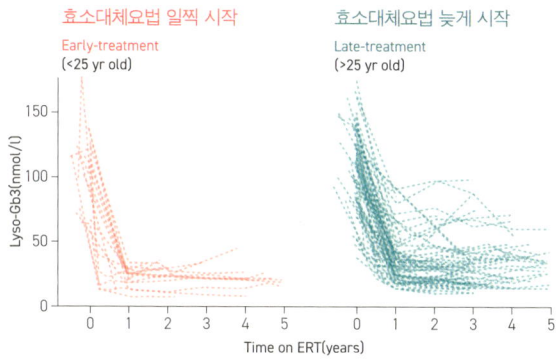

▲ 효소대체요법 시작 시기에 따른 환자들의 혈장 Lyso-Gb3 변화

료 후 대개 3~9개월 이내에 정상 수치로 돌아오므로, 지속적인 치료 효과 감시를 위한 생물학적 지표로 사용하는 데에는 제한이 있다. 효소대체요법 중 소변의 GL-3가 정상화되지 않고 장기간 상승되어 있다면, 중화항체의 역가가 매우 높을 가능성이 있어 반드시 효소에 대한 IgG 중화항체 역가를 측정해야 한다. 소변과 혈장의 Lyso-Gb3는 GL-3보다 더욱 빠르게 정상화된다. 여성 보인자의 경우 Lyso-Gb3의 상승이 더 잘 관찰되어, 여성 보인자에서 유용하고 민감한 지표로도 여겨진다. 그러나 Lyso-Gb3는 파브리병 특이적 생체지표로, 신장 침범의 심각도와 직선

적 상관관계를 보이지만 일부 변이형(심장/신장 변이)에서는 진단 효용성이 떨어진다.

최근에는 장기에 특이적인 지표들도 많이 연구되고 있다. 심장 관련 지표로는 B형 나트륨이뇨펩타이드(B-type natriuretic peptide, NT-proBNP), 트로포닌(troponin) 등이 사용된다. 중간 부위 프로-심방나트륨이방성펩타이드(Midregional pro-atrial natriuretic peptide, MR-proANP)는 좌심실 비대(LVH) 및 이완기 기능 장애 환자에서 유의하게 상승하며, 심근 섬유화(심장 자기공명영상에서 조영증강 소견)와도 강한 상관관계를 보인다. 매트릭스 메탈로프로테이나제(MMP-2, MMP-9)는 심근 리모델링 과정에서 증가하며, 특히 MMP-2는 신장 기능 저하와도 연관되어 있다. 종양괴사인자(TNF) 및 수용체(TNFR1/TNFR2)는 심장 비대 및 염증 반응을 반영하며, TNFR2는 Lyso-Gb3 수치와 독립적인 상관성을 보인다. 신장 관련 지표로는 알부민뇨/단백뇨가 있으며 신장 손상의 후기 지표로 사용되지만, 정상 알부민뇨 단계에서도 신생검상 진행성 병변이 관찰될 수 있어 초기 진단 민감도는 낮다. 그러나 신기능 저하의 진행 속도를 예측하는 데 유용하다. 갈렉틴-3(Galectin-3)

는 신장 섬유화와 관련되어 있으며, 신기능이 저하된 환자에서 유의미하게 증가한다.

6. 고위험 집단군의 선별 검사

원인 불명의 말기신부전증으로 혈액 투석 중인 남녀 환자의 약 0.2%가 파브리병이며, 원인 불명의 남녀 좌심실 비대 환자의 약 1%에서 파브리병이 원인이라는 보고가 있다. 55세 미만 남자 성인에서 발생한 원인 불명의 뇌졸중 환자 중 약 5%가 파브리병에 의한 것이라는 보고도 있었으나, 이는 과장된 수치이며 최근 보고에 따르면 남녀 환자 중 약 0.13~0.14%가 파브리병으로 확인된다.

7. 신생아 선별 검사

형광분광흡광법이나 이중질량분석에 의한 신생아 선별 검사가 실험적으로 시행되고 있으며 일본, 대만, 이탈리아 등의 보고에 따르면 지발형 파브리병을 포함할 경우 약 1,300~3,000명의 신생아당 1명의 빈도로 나타난다. 전형적 파브리병은 약 28,000~37,000명의 남자 신생아당 1명꼴로 발생한다. 그러나 신생아 선별 검사는 여러 윤리적·사회적 문제를 내포하고 있다. 지발형의 경우 어떻게 관리할 것인지, 신생아기에 진단받은 남아 환자는 언제부터 치료를 시작해야 하는지에 대한 명확한 가이드라인이 마련되어 있지 않다.

파브리병의 치료 및 관리

1. 효소대체요법

(1) 개요

국내에는 현재 유전자 재조합술을 통해 개발된 세 종류의 효소 치료제가 존재한다. "사노피 젠자임(Sanofi Genzyme)"에서 개발한 CHO 세포 유래 아갈시다제-베타인 '파브라자임(Fabrazyme)', 국내 제약사에서 개발한 '파바갈(Fabagal, 아갈시다제-베타)' 그리고 "샤이어 휴먼 제네틱 테라피즈(Shire Human Genetic Therapies)"에서 개발한 인간 섬유육종(human fibrosarcoma) 세포 유래인 아갈시다제-알파인 '레플라갈(Replagal)'이다.

파브라자임은 미국 FDA와 유럽 EMA로부터 각각 2003년과 2001년에 승인되었으며, 레플라갈은 유럽 EMA에서만 2001년에 승인되었다.

파브라자임은 1mg/kg의 용량을 500ml의 생리식염수에 섞어 4시간에 걸쳐 2주마다 정주한다. 환자가 치료에 잘 적응하는 경우, 90분 내에 투약을 완료할 수도 있다. 파바갈 역시 파브라자임과 동일한 방식으로 투여된다. 레플라갈은 0.2mg/kg의 용량을 100ml의 생리식염수에 섞어서 40분에 걸쳐 2주마다 정주한다.

국내에는 아직 도입되지 않았지만 PEGylation(페길화) 기술을 적용해 반감기를 연장한 효소 치료제로 식물세포 배양 기반의 재조합 인간 알파-갈락토시다제 A인 '엘파브리오(Elfabrio, 성분명: pegunigalsidase alfa, PRX-102)'가 있다.

(2) 적응증

① 학문적인 적응증

효소대체요법은 다음과 같은 경우에 적응증에 해당한다.

- 신경병성 통증
- 사구체 여과율의 감소(<80ml/min), 단백뇨(>300mg/24hrs), 신장 조직 검사상 Gb3 침착이 있는 미세 알부민뇨
- 심전도상 좌심실 비대, PR 단축, 1·2·3 정도의 방실 차단 등의 전도 장애, 심장초음파상 좌심실벽 증가(relative wall thickness>0.4514, LVMI in male>134gm/M^2, in female>110gm/M^2), 좌심실벽 두께 증가(left ventricular wall thickness>13mm), 좌심방 비대, 판막 비후 및 부전, 좌심실 박출률 감소(ejection fraction<50%), 이완기 장애, 24시간 심전도 감시에서 서맥, 심방 및 심실성 부정맥, 허혈성 심질환을 시사하는 운동부하 검사 소견
- 뇌졸중이나 일시적 허혈증(transient ischemic attack), 뇌 MRI 소견상 진행하는 병변
- 삶의 질을 저해할 정도의 복통, 구토, 배변 습관 변화 등의 소화기 증상(성인에게는 단독으로 적응증이 되지 않지만, 소아에서는 효소 치료의 적응증이 될 수 있다)
- 발작적인 어지럼증
- 청력 장애

16세 이상의 남자 환자에게는 진단 즉시 효소대체요법을 시작한다. 16세 미만의 소아청소년은 증상이 있는 경우 치료를 시작하며, 증상이 없다면 10~13세경부터 치료를 시작할 것을 권장하나, 최근에는 5~6세 경부터 시작하기를 권하는 견해도 있다. 이는 무증상이라 하더라도 아주 어린 연령부터 신장에 Gb3 축적이 이미 시작된다는 보고에 근거한 것이다. 그러나 이에 대해서는 논란의 여지가 있다. 여성 보인자의 경우, 증상이 있거나 Gb3 축적이 확인되면 치료를 시작한다.

② 국내 보험급여 기준

세부인정기준 및 방법

1. 허가사항 범위 내에서 아래와 같은 기준으로 투여 시 요양급여를 인정하며, 동 인정기준 이외에는 약값 전액을 환자가 부담토록 함.

— 아　래 —

가. 투여대상
　1) 다음 요건 중 어느 하나(①~⑨항 중 최소 1개)에 해당하는 파브리병 관련 임상 증상 또는 징후를 보이며, 기타 원인이 배제된(감별진단 된) 환자로서,

　2) 백혈구 또는 피부섬유아세포 등에서 알파-갈락토시다제 A 활성

도가 감소하고 유전자 검사로 파브리병이 확진된 경우 (단, 이 중 알파-갈락토시다제 A의 활성도 감소가 확인되지 않는 여성 환자의 경우 유전자 검사로 확진할 수 있음)

— 다 음 —

항목	요건	
신장※	① 사구체 여과율 감소 (15≤eGFR〈90ml/min/1.73m2(adjusted for age)〈40)에 2회 이상 해당하는 경우)	
	남성	② 미세알부민뇨〉30mg/g (최소 24시간 간격 2회 이상 검출)
		③ 알부민뇨〉20㎍/min (최소 24시간 간격 2회 이상 검출)
		④ 단백뇨〉150mg/24hr
	여성	⑤ 진행의 임상적 증거를 동반한 단백뇨〉300mg/24hr
심장	⑥ MRI나 심초음파로 입증된 좌심실 비대(좌심실벽 두께)12mm) (단, 고혈압이 동반된 환자의 경우 동 약제 투여 전 최소 6개월의 혈압 치료가 선행되어야 함) 등	
	⑦ 임상적으로 유의한 부정맥 및 전도장애 등	
신경	⑧ 객관적 검사로 입증된 뇌졸중이나 일과성허혈발작 등	
통증	⑨ 항뇌전증약과/또는 최대용량의 진통제(NSAIDs 등)를 사용함에도 조절되지 않는 만성 신경병증성 통증(지속 투여를 위해 진료기록 등을 통해 약제 효과가 지속적으로 입증되어야 함) 등	

※ 신장의 경우, 기타 원인과의 감별진단을 위해 생검을 통한 확진을 권장함.

나. 평가방법

이 약 치료 시작 전 최초 평가를 실시하며, 이후 매 6-12개월 간격으로 신기능 검사(사구체 여과율 등) 또는 심기능 검사(EKG 등) 등을 통해 약제 투여 효과에 대해 종합적으로 평가토록 함.

2. 허가사항 범위(용법·용량)를 초과하여 상기 '가. 투여대상'에 해당하는 소아 파브리병 환자에 '나. 평가 방법'에 따라 투여 시 요양급여를 인정함.

(3) 비적응증

파브리병 이외의 다른 불가역적인 치명적 질환이 동반된 경우, 또는 파브리병 자체가 너무 진행되어 비가역적 손상이 있는 환자로서 효소대체요법이 도움이 되지 않는다고 판단되는 경우 등이 해당된다.

(4) 효소대체요법 중의 추적 관찰 사항

- 매 효소 주입 시: 활력 징후, 부작용, 동시 투약 약물 확인
- 매 3개월: 병력, 진찰, 활력 징후, 통증 점수(BPI), 삶의 질 평가(SF-36또는 EQ5D), 질환 중증도 지수(MSSI), 혈액 검사(CBC, 간 기능, 신기능, 전해질, 지질), 소변 검사(알부민/크레아티닌 비율, 소변 단백)
- 매 12개월: 사구체 여과율, 24시간 소변 단백량, 심장초음파, 24시간 심전도, 치료 전 뇌 MRI에 이상이 있었다면 재검사, 이상이 없었다면 2년마다 검사, 청력 검사, 삶의 질 평가, 효소에 대한 항체 검사, 소변 및 혈장의 Gb3

(5) 효소대체요법 효과의 목적(efficacy end-points)

다음 항목들의 개선과 악화의 예방이 필요하다. 신장 기능(GFR이나 24시간 소변 크레아티닌 청소율, 소변 단백 배설

량), 통증 점수, 나이에 적합한 삶의 질(QoL) 점수, 심장의 구조 및 기능 변화, 신경학적 증상, 소아의 경우 성장과 발달 지표, 중증도 지수(Severity Score Index) 변화 등이다.

2. 약물학적 도우미(pharmacological chaperone)

미갈라스타트(Migalastat, 갈라폴드(Galafold))는 알파−갈락토시다제 A의 활성 부위에 선택적이고 가역적으로 결합하여 소포체(ER) 내에서 효소의 구조를 안정화시킨다. 이로 인해 구조적으로 결함이 있는 효소가 파괴되지 않고, 리소좀까지 정상적으로 이동할 수 있도록 돕는다. 리소좀 내 산성 환경에서는 갈라폴드가 효소로부터 분리되며, 효소는 글로보트리아오실세라마이드(Gb3) 등을 분해할 수 있게 된다.

미갈라스타트는 파브리병 치료를 위한 경구용 약물로, 특정 유전자 변이를 가진 환자에게만 사용 가능하다. 따라서 반드시 유전자 변이의 적합성(amenability)을 검사해야 하며, 이를 위해 시험관 내(in vitro) GLP 검사(HEK 세포 배양)를 통해 판단한다. 미국 FDA는 2018년에 성인 파브리병 환자의 경구 치료제로 승인했으며, 유럽 EMA는

2016년에 16세 이상 파브리병 환자에서 사용을 승인하였다. 일본은 2018년에, 우리나라는 2019년에 성인 및 16세 이상 청소년 파브리병 환자의 2차 치료제로 승인하였다. 2025년 8월부터는 성인 및 12세 이상 청소년 파브리병 환자의 1차 치료제로 변경되었다. 격일로 123mg을 공복 상태에서 경구 복용한다.

3. 대증적 치료법

(1) 신경병성 통증

만성적인 통증에는 카르바마제핀(Carbamazepine)과 가바펜틴(gabapentin)을 사용하며, 급성 파브리 위기 시에는 비스테로이드성 소염제 또는 아편제(opiate)를 사용한다. 운동을 피하고 주위 온도를 조절하며, 정서적 스트레스를 줄이는 것이 도움이 된다.

(2) 각화혈관종

레이저 치료로 제거하기도 한다.

(3) 신장 질환

초기 질환에는 ACE 억제제를 사용하며, 소변 단백량이 감소하지 않는 경우 ARB 제제도 병합 투여할 수 있다. 말기신부전증에는 혈액 투석 및 신장 이식이 필요하다.

(4) 심혈관계 질환

협심증에는 칼슘채널 차단제, 니트레이트(nitrate)를 사용하며, 심부전이 있는 경우에는 이뇨제와 ACE 억제제를 사용한다. 심방 또는 심실성 부정맥은 항부정맥제 및 항응고제를 사용하며, 증상이 있는 중증 서맥의 경우에는 심박동기를 이식한다.

(5) 소화기계 증상

저지방 식이를 권장하며, 식사는 적은 양을 자주 나누어 섭취하는 것이 좋다. 장운동 촉진제를 사용할 수도 있다.

(6) 고혈압

철저한 관리가 필요하며, ACE 억제제가 권장된다. 다만, 베타차단제는 서맥을 악화시킬 수 있으므로 주의하여 사용해야 한다.

(7) 고지질혈증

스타틴(statin) 제제를 사용한다.

(8) 뇌혈관 질환

아스피린(aspirin)이나 클로피도그렐(clopidogrel)과 같은 항혈소판제를 사용한다.

진단 이후 맞닥뜨리는 다양한 일들

1. 진단은 받았으나 국내 보험급여 기준을 만족시키지 못하여 치료 시작을 미루게 되는 경우

진단은 받았으나 막상 치료를 시작하려 할 때 보험급여가 안 된다는 말을 들으면, 무척 화를 내는 분들이 많다. 대부분은 증상이 있어 진료를 받고 검사를 거쳐 진단을 받은 경우다. 견딜 수 없는 사지 통증이 반복되고 땀이 나오지 않아 더운 날에는 너무 힘들었다는 분, 건강검진 중 소변에서 단백뇨가 발견되어 콩팥 조직 검사를 시행한 결과 이상 소견이 확인되어 진단된 분, 우연히 심전도 검사를 받았다가 심장 비대가 의심되어 원인 질환을 찾는 과정에서 진단된 분, 가족 중에 최근 파브리병 진단을 받은 사람이 있어 가족 검사를 하던 중 진단된 분 등 진단 경로는 매우 다양하다.

그러나 치료 약제가 매우 고가이기 때문에(성인 기준 연간 치료비 약 5억 원) 국가의 입장에서는 의료비 관리 차원에서 보험급여 기준을 비교적 엄격하게 설정할 수밖에 없다. 의료진의 입장에서는 조금이라도 증상이 있다면 조기에 치료를 시작하는 것이 예후를 좋게 한다는 점을 잘 알고 있기 때문에, 이는 현장에서 겪는 현실적인 딜레마이기도 하다.

다행히 우리나라에는 조상효과에 의한 돌연변이로 인해 호발하는 파브리병은 없다. 대만의 경우, 특정 유전자형(돌연변이)에 의한 지발형 파브리병이 매우 흔하다. 특히 'IVS4+919G⟩A' 변이의 유병률은 대만 남자 신생아 약 1,250명 중 1명꼴로 확인되며, 이 중 약 86%가 해당 변이를 보유하고 있다. IVS4+919G⟩A 변이는 주로 심장형(후기 발현형) 파브리병과 관련이 있어, 치료를 시작하기 위해서는 성인기에 심장근육의 조직 검사까지 해야 하는 기준까지 마련하여 치료를 엄격히 제한하고 있다.

우리나라는 2020년부터 급여 기준이 상당히 완화되었다. 신장 기능 측면에서는 사구체 여과율의 감소 정도, 24시간 소변에서 배설되는 미세알부민뇨의 양이 고려되며, 심장 측면에서는 좌심실벽의 두께가 기준이 된다. 다만 이 수치는 측정자에 따라 결괏값에 차이가 생길 수 있다는 점에서 문제점이 있다. 신경 증상의 경우에는 객관적 검사로 입증된 뇌졸중이나 일과성 허혈성 발작 등이 해당된다. 소아기 파브리병에서 흔히 나타나는 통증에 대해서는 의무기록에 사용한 약제의 종류와 반응 유무 등을 구체적으로 기록해 두는 것이 중요하다.

어느 정도 증상이 진행된 환자의 경우, 치료 시작은 대개 즉각적으로 이루어져 문제가 없지만 기준의 경계선에 해당하는 증상이 있는 환자들은 6개월마다 증상의 진행 정도를 파악하며 추적 관찰할 수밖에 없다. 의료진이나 병원 측 입장에서는 섣불리 보험급여를 해주었다가 건강보험심사평가원에서 기각될 경우, 의사 개인이나 병원이 적지 않은 금액을 부담해야 하는 위험이 있어 처방에 신중할 수밖에 없다.

대부분의 파브리병 환자는 효소대체요법을 적극적으

로 받아야 한다. 만약 해당 파브리병 유전자형이 화학적 도우미에 반응하고 환자가 12세 이상이라면, 미갈라스타트(상품명: 갈라폴드)를 2일에 한 번 경구 복용할 수도 있다.

국내에서는 도입 초기에 미갈라스타트를 1차 치료제로 권장하지 않았으나(효소대체요법을 1년간 시행한 후에야 처방이 가능했음), 2025년 8월부터는 1차 치료제로 처방이 가능하게 되었다. 이 역시 성인 기준으로 1년 치료 비용이 수억 원에 달한다. 아무리 경제적으로 여유가 있는 사람이라 해도, 개인이 전액을 부담하기에는 매우 고가의 약품이다.

파브리병은 산정특례 대상 질환으로 분류되어, 보험급여가 적용되는 의료비의 10%만 본인이 부담하게 된다. 그러나 10%만 부담하더라도 연간 치료비는 수천만 원에 이른다. 재산 정도(환자 가구 기준 중위소득 120% 미만, 부양의무자 가구는 기준 중위소득 200% 미만)에 따라 질병관리청 희귀질환과에서는 의료비 지원사업을 통해 본인 부담금 10%도 지원하고 있으며, 이 경우 환자가 실제 부담할 비용은 거의 없다고 볼 수 있다. 해당 지원을 받는 경우에는 H-card가 발급된다. 하지만 환자의 재산이 위의 기준을 초과하는 경우에는 본인이 전액을 부담해야 한다. 다만 본인 부담 상한액(연간 최대 780만 원)을 초과한 의료비는 환급받을 수 있다.

효소대체요법을 받으려면 현재로서는 평생 2주마다 병원을 방문해 1~2시간 동안 병원에 머물며 정맥주사를 맞아야 한다. 이로 인해 환자 입장에서는 학교생활이나 직장생활에 지장을 받을 수밖에 없다. 경구 투여가 가능한 갈라폴드도 최대 처방 일수가 60일이어서, 2개월마다 병원을 방문해야 한다.

2. 효소대체요법을 하면서 겪는 부작용

현재 국내에서는 총 3종의 효소대체요법 약제 파브라자임(아갈시다제-베타), 파바갈(아갈시다제-베타), 레프라갈(아갈시다제-알파)이 사용 가능하다. 아갈시다제-베타는 3시간 정도, 아갈시다제-알파는 30~40분 정도 병원에서 정맥주사를 받아야 한다. 치료를 시작하면 고셔병과는 달리 상당수의 환자에게서 정주 관련 반응(infusion associated reaction, IAR)이 나타난다. 열이 나거나, 가슴이 답답해지거나, 복통이 생기거나, 피부에 발진이 나타나는 등 다양한 증상이 나타난다.

이러한 증상이 있을 경우 해열제, 항히스타민제, 스테로이드제를 쓰거나, 때로는 선제적으로 전처방하기도 한다. 필요한 경우에는 주입 속도를 늦추거나, 사용하는 제품을 변경해 다른 약제로 치료하기도 한다. 이러한 증상들은 효소대체요법을 하면서 점차 사라지지만, 드물게는 몇 개월 또는 몇 년 동안 별문제가 없다가 갑자기 발생하는 경우도 있어 항상 주의를 기울여야 한다.

3. 먹는 약 갈라폴드 복용 시 주의점

실제 임상에서는 갈라폴드 복용과 관련된 심각한 부작용이 보고된 사례는 없다. 임상시험 보고에 따르면 약 10%의 환자에서 두통, 메스꺼움, 발열 등의 증상이 나타났으나, 반드시 해당 증상이 투약과 연관되었다고 보기는 어렵다. 갈라폴드를 복용할 때는 투약 전후로 2시간씩, 총 4시간 정도 공복을 유지해야 한다는 점이 환자들에게 불편함으로 작용한다. 특히 약물대사에 영향을 줄 수 있는 진통제, 감기약, 카페인 등은 삼가야 한다. 또한 이틀에 한 번씩 복용하는 일정이기 때문에 복용 날짜와 시간을 깜빡

하는 경우도 종종 발생한다.

4. 임신이나 수유를 고려하는 여성 파브리병 환자들

(1) 효소대체요법

임신 자체가 파브리병 증상을 악화시킬 수 있으며, 일부 환자에게는 임신 중에도 효소대체요법이 필요할 수 있다. 다만, 임신 중 효소대체요법의 안전성에 대해서는 충분한 연구가 이루어지지 않았기 때문에 치료 지속 여부는 환자의 증상, 질환의 진행 정도, 태아와 산모의 건강 상태 등을 종합적으로 고려하여 반드시 담당 의료진과 상의해 결정해야 한다. 수유는 지속해도 된다.

(2) 약물도우미(미갈라스타트)

임신 또는 수유 중인 파브리병 여성 환자에서 갈라폴드(미갈라스타트) 복용의 안전성은 명확히 확립되어 있지 않으며, 다음과 같은 주의가 필요하다.

① 임신 중 사용: 임부에 대한 임상 자료가 제한적이며, 동물 실험(토끼)에서는 모체 독성이 있는 용량에서 발생 독성이 관찰되었다. 이에 따라 임신 중에는

갈라폴드 사용이 권장되지 않는다.

② 가임 여성: 피임을 하지 않는 가임 여성에게도 이 약의 사용이 권장되지 않는다.

③ 수유 중 사용: 미갈라스타트가 사람의 모유로 분비되는지는 확인되지 않았으나, 동물 실험(래트)에서는 유즙에서 검출되었다. 따라서 수유 중 영아의 노출 위험을 배제할 수 없으므로 수유 중단 또는 약물 치료 중단 중 하나를 선택해야 하며, 반드시 의료진과 상의해야 한다.

또한 다음 임신에서의 재발 가능성을 걱정하는 경우가 있는데, 사실 파브리병은 착상 전 유전자 검사가 법적으로 허용된 질환이지만, 보험급여가 전혀 안 된다. 치료제가 존재함에도 불구하고, 반드시 검사를 통해 선택적 임신을 시도하는 것에 대해서는 윤리적 문제가 제기될 수 있다.

5. "치료를 해도 증상이 좋아지는지 모르겠어요"라는 불만들

많은 환자와 의료진이 파브리병 환자를 치료하면서 처음에는 실망감을 느끼기도 한다. 어떤 경우에는 통증이 일시적으로 심해지기도 하고, 시간이 지나야 증상이 서서히 호전된다. 신경병성 통증에 사용하는 진통제는 꾸준히 복용해야 하며, 단백뇨의 양도 현저히 줄지 않는다. 반드시 고단백 식이는 피하고, 단백뇨를 줄이는 약제인 안지오텐신 전환효소 억제제(angiotensin-converting-enzyme inhibitor, ACEI) 또는 안지오텐신 수용체 차단제(angiotensin receptor blocker, ARB) 등을 복용해야 한다. 다시 말해, 보조적인 치료들도 중요하다. 이명이나 청력 소실은 치료 후에도 개선되지 않는다. 파브리병은 여전히 미충족 수요(unmet need)가 많은 질환인 것이다. 따라서 치료를 시작할 때, 치료의 한계와 여러 주의사항에 대해 환자와 충분히 논의하는 것이 바람직하다.

기억에 남는 환자

13세 된 남자 환자가 소변에 거품이 많아 검사를 받았고, 소변 검사에서 심한 단백뇨가 확인되어 방문하였다. 환자는 어릴 때부터 손끝과 발끝이 아파 운동하는 것을 싫어했고, 특히 아주 덥거나 추운 날에는 통증이 심해 활동하기 어려웠다고 한다. 초등학교 시절, 이러한 통증으로 여러 병원을 찾았으나 '성장통'이라는 진단을 받고 일반적인 소염진통제를 처방받았으나 별다른 효과는 없었다고 한다. 진찰 소견상 피부각화증(angiokeratoma)이 배꼽 부위와 고환 아래쪽에서 관찰되었다. 가족력으로는 어머니가 비후성 심근병증(hypertrophic cardiomyopathy)으로 심장내과에서 치료 중이었고, 외삼촌이 한 분 계셨는데 40대 초반부터 만성 신장기능부전으로 혈액 투석을 받다가 신장 이식을 받지 못한 채 40대 후반에 사망하였다. 이모 세 분 모두 비후성 심근병증으로 치료를 받고 있으며, 외할머니는 오래전에 원인을 알 수 없는 심장병으로 돌아가셨다고 한다.

이 환자의 증상과 가족력은 전통적 파브리병을 매우 강하게 시사한다. 당연히 혈액 내 백혈구에서 측정한 '알파-갈락토시다제 A'는 측정되지 않을 정도로 낮았다. 파브리병 원인 유전자인 GLA 유전자를 '생어 분석'이라는 방법으로 염기서열을 분석하였다. 그 결과 염기서열 2개가 결실되어 아미노산 배열 전체가 어그러지고, 결국 효소 펩타이드는 길이가 짧아지고 분해되어 기능을 할 수 없는 '틀이동(frame-shift) 돌연변이'로 확인되었다. 어머니와 이모들도 동일한 변이였다.

환자는 먼저 신장 조직 검사를 시행했으며, 전자현미경 소견상 마치 얼룩말 무늬 같은 물질(zebra body)들이 신장의 여러 조직에 축적되어 있었다. 심장초음파는 정상이었다. 파브리병의 생물학적 지표인 Gb3와 Lyso-Gb3도 소변과 혈액에서 증가되어 있었다. 단백뇨는 있었지만 혈액의 크레아티닌 수치는 정상이었고, 단지 신사구체 여과율은 과투과(hyperfiltration)를 시사하였다.

효소대체요법을 시작하였다. 2주마다 체중당 1mg의 유전자 재조합술로 만든 효소를 3~4시간에 걸쳐 정맥으로 주사하였다. 처음 한두 달은 주사 시 가슴이 답답하거나 약간의 발열이 있어 항히스타민제와 스테로이드로 전처치하고 주입 속도를 조금 늦췄다. 소변의 단백뇨는 효소대체요법만으로는 좋아지지 않는다. 따라서 안지오텐신 전환효소 억제제(ACEI), 또는 안지오텐신 수용체 차단제(ARB)를 사용한다. 신경병성 통증은 일반적인 진통제로는 완화되지 않으며, 가바펜틴이나 카르바마제핀과 같은 약제에 반응한다. 효소대체요법을 지속하면서 통증은 점차 완화되었고, 이에 따라 통증 치료제를 자주 복용하지 않게 되었다.

이 환자는 20여 년간 효소대체요법을 받고 있다. 이종사촌 남동생 두 명은 각각 초등학생과 중학생이었는데, 이들은 손과 발끝이 매우 아프고 소화가 잘되지 않아 복통을 자주 호소했다. 특히 기름진 음식은 소화가 더욱 잘 안되었다. 소변 검사에서는 단백뇨가 검출되지 않았으나, 신장 조직 검사에서는 이미 'Zebra body'가 축적되고 있었다. 이들 역시 현재 20년 이상 효소대체요법을 하며 정상적인 신장 기능 및 심장 기능을 유지하고 있다.

현재는 효소 치료제에 대한 보험급여 기준이 매우 까다롭고 엄격하지만 효소 치료제 도입 초기에는 전문가의 의견을 존중해 조기에 치료를 시작할 수 있었다. 이 당시 만 10세였던 이종사촌 동생은 국내에서 가장 어린 나이에 치료를 시작한 환자에 해당한다. 2주마다 병원을 방문해 3~4시간 동안 주사를 맞는 일을 20년 이상 지속한다는 것은 결코 쉬운 일이 아니다. 화학적 도우미인 경구용 치료제가 개발되었으나, 이 가족의 유전자형은 해당 약제에 반응하지 않는다. 현재로서는 효소대체요법 외에 특별한 치료법이 없으나, 유전자 치료제가 승인된다면 이처럼 빈번한 병원 방문은 더 이상 필요하지 않을 것이다.

다양한 치료법(현재)에 대한 심화 설명

1. 주요 효소대체요법 약제

(1) 파브라자임(Fabrazyme, 성분명: 아갈시다제-베타)

① 용량: '1mg/kg'의 용량을 2주마다 정맥 주사한다.

② 투여 방법: 초기 주입 속도는 '0.25mg/min(15mg/시간)'으로 시작한다. 전처치(항히스타민제·해열제·코르티코스테로이드)를 권장한다. 초기에는 전처치를 하다가 시간이 지남에 따라 생략하기도 한다.

③ 특징: 중국 햄스터 난소(CHO) 세포에서 생산되며, 부작용으로 오한, 발열, 호흡곤란 등이 보고되었다.

(2) 파바갈(Fabagal, 성분명: 아갈시다제-베타)

① 용량: '1mg/kg'의 용량을 2주마다 정맥 주사한다.

② 투여 방법: 파브라자임과 동일한 바이오시밀러로, 유사한 주입 프로토콜을 적용한다.

③ 특징: 파브라자임과 동일한 성분이지만 경제적 부담을 완화할 목적으로 개발되었다. 현재 국내에서 임상 2상을 완료하였으며, 3상 임상시험 진행 중이다.

(3) 레플라갈(Replagal, 성분명: 아갈시다제-알파)

① 용량: '0.2mg/kg'의 용량을 2주마다 정맥 주사한다.

② 투여 방법: 0.9% 생리식염수에 희석하여 40분간 투여한다. 레플라갈 정맥 주사 시 일반적으로 전처치가 필요하지 않다.

③ 특징: 사람 유래 세포주(인간 섬유아세포)에서 생산되었으며, 주입 반응(발열, 오한, 두드러기 등) 발생률이 낮은 편이다. 임상적으로는 주입 속도 제한이나 전처치(해열제, 항히스타민제, 스테로이드 등)가 권장되지 않는다.

약제명	용량	투여 간격	주입 시간	세포 유래	전처치 필요성
파브라자임	1mg/kg	2주마다	점진적 증량	CHO 세포	권장
파바갈	1mg/kg	2주마다	파브라자임과 동일	CHO 세포	권장
레플라갈	0.2mg/kg	2주마다	40분	인간 세포	낮음

(4) 엘파브리오(Elfabrio, 성분명: 페구니갈시다제 알파, PRX-102)

① 용량: '1mg/kg'의 용량을 2주마다 정맥 주사한다.

② 투여 방법: 환자 체중 및 희석 용량에 따라 약 2~3시간(초기 투여 기준)이 소요된다. 주입 연관 부작용(infusion associated reaction)을 확인한 후, 점진적으로 주입 속도를 증가시킬 수 있다.

- 70kg 미만: 150ml에 희석, 0.63ml/min(37.5ml/h)
- 70~100kg: 250ml에 희석, 1ml/min(60ml/h)
- 100kg 초과: 500ml에 희석, 1.38ml/min(83ml/h)

③ 특징: 식물세포 배양 기반의 재조합 인간 알파-갈락토시다제 A로, 면역원성이 낮고 안전성이 개선되었다. 또한 PEGylation(페길화) 기술이 적용되어 기존 효소보다 혈중 반감기(약 80시간)가 월등히 길다.

현재 국내 도입이 예상되는 새로운 효소 치료제다.

2. 화학적 도우미: 미갈라스타트(갈라폴드)

(1) 파브리병 유전자 돌연변이의 약물 적합성(amenability) 검사 필수

미갈라스타트는 파브리병 치료를 위한 경구용 약물로, 특정 유전자 변이를 가진 환자에게만 사용 가능하다. 따라서 유전자 변이의 적합성(amenability)을 검사해야 하며, 이는 시험관 내(in vitro) GLP 검사(HEK 세포 배양)를 통해 판정한다. 시험관 내 검사에서 알파-갈락토시다제 A 효소 활성이 기준치 대비 1.2배 이상 증가하거나, 절대 증가량이 3% 이상(야생형 효소 대비)일 경우 약물 적합성이 있다고 판단한다. 이 검사는 변이가 병원성(pathogenic)[8] 또는 병원성 가능성 있음(likely pathogenic)으로 해석되는 경우에 적용되며, 검사 결과는 데이터베이스화되어 있다. 현재까지 1,386개 이상의 GLA 유전자 변이가 반응성(amenable mutation)으로 분류되어 있으며, 약 700개의 비적합 변

---

[8] 유전 변이가 해당 질환의 원인이 되는 것으로 입증되었음을 의미함.

이(non-amenable mutation)가 알려져 있다. 약물 적합성은 30% 정도로 되어 있으나, 주의할 점은 시험관 내에서 검사한 적합성이 실제 환자에게서 반드시 일치하는 것이 아니기 때문에(즉, 효과가 없을 수도 있기 때문에) 의료진은 환자를 면밀히 관찰하며 여러 임상적 지표 및 생물학적 지표가 개선되는지를 정기적으로 검사해야 한다. 국내에서는 파브리병 환자의 약 10~20%가 갈라폴드에 반응하는 것으로 알려져 있다.

(2) 보험급여 기준 및 처방 제한

국내 보험급여 기준에 따르면, 도입 초기에는 미갈라스타트가 파브리병의 1차 치료제로 권고되지 않았으며, 최소 1년간 효소대체요법을 시행한 환자에 한해 사용할 수 있도록 제한되어 있었다. 그러나 2025년 8월부터는 치료 시작 단계부터 1차 치료제로 사용할 수 있게 되었다. 또한 미갈라스타트와 효소 치료제의 연간 치료 비용이 거의 동일하기 때문에 약제를 한 번에 최대 60일분(이틀에 한 번 복용하므로 약 30정)만 처방할 수 있다. 이에 따라 환자는 2개월마다 병원을 방문해야 한다.

(3) 약물 투여 방법

① 용량: 123mg 캡슐을 격일(48시간 간격)로 복용한다.

② 복용 시기: 공복 상대에서 복용한다.

③ 복용 시 주의사항

- 캡슐을 씹거나 분쇄하지 말고, 통째로 삼켜야 한다.
- 효소대체요법과 병용하지 않는다.
- 음식 섭취 금지: 갈라폴드는 반드시 공복(빈속)에 복용해야 하며, 복용 전후 최소 2시간 동안(총 4시간) 음식물 섭취를 피해야 한다.
- 카페인 함유 제품 금지: 복용 전후 2시간 동안 커피, 차, 에너지 음료, 초콜릿 등 카페인이 함유된 제품을 섭취하지 않아야 한다.
- 허용되는 음료: 복용 전후 2시간(4시간) 동안 마실 수 있는 음료는 물, 50g 이하의 포도당이 들어 있는 투명한 음료(예: 과육 없는 사과 주스 250ml 이하), 카페인이 들어 있지 않은 음료 등이다.

3. 보조적인 치료들

(1) 신경병성 통증의 관리

파브리병의 신경병성 통증 치료는 크게 질환 특이적 치료(효소대체요법)와 증상 완화 목적의 신경병성 진통제로 나뉜다. 파브리병의 신경병성 통증은 일반적인 진통제에는 반응하지 않으며, 이는 소섬유신경병증(small fiber neuropathy, SFN)과 나트륨 채널의 과흥분 때문이다.

① 신경병성 통증 조절에 사용되는 약제
- 카르바마제핀: 파브리병 신경병성 통증에 대해 1차 선택약으로 권고된다. 단독 또는 프레가발린(pregabalin)과 병용할 수 있다.
- 프레가발린: 카르바마제핀과 병용 시 효과적이다.
- 항우울제: 세로토닌-노르에피네프린 재흡수 억제제(SNRI, 예: 벤라팍신, 둘록세틴)도 사용할 수 있다. 삼환계 항우울제(TCA)는 자율신경계 부작용 위험이 있어 주의가 필요하다.
- 국소 마취제(연고 등): 작열감이나 통증 부위에 국소적으로 사용할 수 있다.

- 오피오이드: 다른 약제에 반응하지 않는 심한 급성 통증 위기 시 제한적으로 사용하며, 의존성 위험에 주의해야 한다.

② 기타: 인지행동치료 등 비약물적 치료와 생활습관 개선도 통증 관리에 도움이 될 수 있다.

(2) 단백뇨 및 신장 기능의 관리

① 단백뇨 감소와 신기능 보호를 위해 안지오텐신 전환효소 억제제(예: 에나프릴, 리시노프릴) 및 안지오텐신 수용체 차단제(예: 로사르탄, 발사르탄)의 사용이 권장된다. 가능하면 단독 투여가 권장되지만, 단백뇨가 충분히 조절되지 않을 경우 두 약제를 병합할 수 있다. 고혈압이 동반된 경우, 혈압 조절에도 효과적이다.

② 식이 요법
- 저염식: 염분(나트륨) 섭취를 하루 2000mg(소금 5g) 이하로 제한하여 부종 및 혈압 상승을 예방한다.
- 저단백식: 신장 기능이 저하된 경우 과도한 단백

질 섭취를 과도하게 하지 않도록 주의한다. 고단백 식이는 오히려 단백뇨를 악화시킬 수 있으므로, 환자 상태에 맞는 적정량(예: 만성신부전 환자는 1일 0.6~0.8g/kg)으로 제한한다. 단, 스테로이드 치료 등 특수 상황에서는 단백질 요구량이 달라질 수 있으므로 반드시 전문의 및 영양사와 상의해야 한다.
- 충분한 열량 섭취: 에너지 섭취가 부족하면 체내 단백질이 분해되어 단백뇨가 악화될 수 있으므로 충분한 열량을 보충해야 한다.

③ 기타 관리 방법
- 혈압 조절: 고혈압은 신장 손상을 가속화하므로, 목표 혈압을 유지할 수 있도록 관리해야 한다.
- 대사질환 관리: 혈관 손상을 예방하기 위해 고지질혈증, 당뇨병 등의 관리가 중요하다.
- 정기적인 신장 기능 모니터링: 단백뇨, 사구체 여과율(GFR) 등 신장 기능을 정기적으로 평가해야 한다.
- 생활습관 관리: 금연, 금주, 적절한 체중 유지, 과

도한 운동 및 스트레스 회피 등은 신장 보호에 도움이 된다.

(3) 파브리병의 소화기 증상 관리

파브리병 환자에게 흔히 나타나는 소화기 증상(복통, 설사, 메스꺼움, 구토, 식후 복부 팽만감 등)은 삶의 질을 저하시키므로, 증상 완화와 일상생활 개선을 위한 맞춤형 관리가 필요하다.

① 약물 치료

- 위장관 운동 촉진제: 위와 식도 문제에 사용되는 약물인 메토클로프라미드(metoclopramide) 등의 소화제를 사용하여 위장 운동을 개선하고 복부 팽만감이나 소화불량을 완화할 수 있다.
- 소화효소제: 췌장효소제(pancrelipase) 등 소화 보조제를 식전 복용하면 음식물의 소화와 흡수를 도와 증상을 줄일 수 있다.
- 항구토제 및 지사제: 구토나 설사 증상이 있을 경우 필요 시 증상에 따라 사용한다.

② 식이 및 생활습관 관리
- 저지방식: 지방 섭취를 줄이면 설사나 복부 팽만감 같은 소화기 증상이 완화될 수 있다.
- 소량씩 자주 식사: 한 번에 많은 양을 먹기보다, 적은 양을 여러 번 나누어 먹는 것이 증상 완화에 도움이 된다.

FABRY DISEASE

PART 3

파브리병 함께하기

환자와 가족이 흔히 하는 질문

Q '파브리병'은 어떤 질환인가요?

파브리병은 X 염색체 관련 열성 유전을 하는 희귀한 유전성 대사질환이다. 파브리병은 세포 내 소기관인 리소좀에서 특정한 당지질 대사에 필요한 '알파-갈락토시다제 A'라는 효소가 결핍되어 발생하는 리소좀 축적질환 중 하나다. 파브리병 환자에게서 '글로보트리아오실세라마이드(globotriaosylceramide, Gb3)'라는 물질이 신체 조직에 비정상적으로 축적되고, 이러한 축적은 시간이 지나면서 여러 화학적 반응에 의해서 혈관벽의 통로를 좁게 하여 혈류와 영양공급 감소에 영향을 미치게 된다.

이 외에도 산화 스트레스, 염증 반응, 자가포식 이상 등의 다양한 병리기전이 관여한다. 이러한 과정은 인체 내 모든 혈관에 적용되지만 특히 피부, 신장, 심장, 신경계의 미세혈관에 지대한 영향을 미친다. 그 결과 신장 기능 장애, 심장 비대, 뇌졸중 등 치명적인 결과를 초래한다. 청소년기에는 사지 말단에 바늘로 찌르는 듯한 극심한 통증을 호소하며 청력 저하, 발한 감소 등의 여러 증상이 동반되기도 한다. 일반적으로 여성보다 남성에서 증상이 더 심하고, 더 어린 연령에 발현된다.

현재는 효소대체요법 등 주사요법과 유전자형에 따른 경구용 치료제가 개발되어 있어, 치료와 질병의 진행을 예방할 수 있다.

❓ 파브리병은 어떻게 유전되나요?

파브리병은 성염색체 열성(X-linked recessive)으로 유전하며, X 염색체 장완(Xq21.33)에 위치하는 알파-갈락토시다제 A 유전자의 돌연변이에 의해 발생한다. 파브리병을 유발하는 유전자는 성을 결정하는 염색체 중 X 염색체에 위치하므로 X 염색체가 2개인 여성의 경우, 파브리병 유전자를 가지고 있더라도 정상적인 X 염색체를 하나 더 가지므로 보인자로 존재하고, 남성은 X 염색체가 하나이기 때문에 파브리병 환자의 대부분은 남성이다.

여성도 증상이 늦게 발현하는 환자가 될 수 있다. 파브리병의 보인자인 여성은 50%의 확률로 아들에게 파브리병 유전자를 물려주게 되고(환자가 됨), 그녀의 딸은 50%의 확률로 보인자가 된다. 파브리병 환자인 남성의 경우 딸은 모두 보인자가 되며, 아들은 모두 정상이다. 파브리병은 여성 보인자에서도 증상이 나타날 수 있다는 점이 매우 중요하다.

Q 파브리병은 얼마나 흔한 질환인가요?

파브리병은 증상이 심한 '전통형 파브리병'과 비교적 경미한 '지발형 또는 비전통형 파브리병'으로 구분되는데, 전통형은 남자 3~4만 명당 1명의 빈도로 발생하나, 후자는 비교적 흔한 것으로 알려져 전통형보다 6~7배 더 흔히 발생한다. 최근 신생아 선별검사 결과를 보면 민족마다 발병 빈도가 다르지만, 대개 수천 명~1만 명당 1명 정도로 발생하는 것으로 여겨진다. 2025년 현재 국내에는 약 250여 명의 환자가 진단되어 치료를 받고 있다.

Q 파브리병의 임상 증상은 무엇인가요?

남성 환자에서는 전형적으로 유소년기에 손과 발에 통증과 이상 감각(선단지각 이상증)을 경험하는 것으로 시작된다. 이러한 통증 경험은 운동, 열, 피로, 스트레스 또는 기후 변화에 따라 영향을 받는다. 간헐적인 감각 이상과 선단지각 이상증은 만성적으로 나타나며, 사지에 타는 듯하고 욱신거리는 통증을 호소한다. 보통 유소년기에 시작되어 성인기까지 이어지고, 거의 매일 나타날 수도 있다. 성인이 되면 오히려 통증이 감소하기도 한다.

어린 연령에서는 비특이적인 소화기계 증상(복통, 설사와 변비의 반복, 더부룩한 위염 증상 및 구토)이 상대적으로 흔하다. 청년기에는 '혈관각화종'이라고 불리는 검붉은 피부 발진이 배꼽과 사타구니, 허리 주변에 주로 나타나고, 땀이 잘 나지 않으며 시력과는 상관없이 눈의 각막에 특징적인 변화가 나타난다.

질환은 서서히 진행되어 30~45세 사이에는 신장과 심장, 신경계에 문제가 발생한다. 원인 불명의 단백뇨, 신기능 부전의 중요한 원인이 되기도 하다. 심장 증상은 부정맥, 서맥, 심장 비대에 의한 숨참 현상, 심부전 등이 있고, 중추신경계 증상으로는 50세 이전에 뇌졸중이 동반되기도 한다. 사실 많은 환자가 신장과 심장에 문제가 발생한 후에야 뒤늦게 진단된다. 진단이 늦어지면 비가역적인 장기 손상이 발생하여 치료 효과가 제한적이다.

Q 치료하지 않은 파브리병 남자 환자는 언제 만성신부전을 겪게 되나요?

30~40대(평균 40세)에는 만성신부전에 이르러 혈액 투석이나 신장 이식을 필요로 하게 된다.

Q 파브리병은 보인자인 여성에게서도 증상이 나타나나요?

남자 환자는 평균 9세, 여자 환자는 13세에 증상이 발현했고 여성 환자의 진단이 더 늦었다는 보고가 있다. 파브리병의 보인자인 여성의 경우, 문헌에 따르면 약 70%에서 증상이 나타난다. 전통적 파브리병 남성 환자처럼 증상이 심한 경우부터, 매우 늦게 발현하는 증상이 경미한 경우까지 매우 다양하다. 약 40%에서는 증상이 심한 것으로 보고되고 있다. 경미한 발진(30%)이나, 손발의 이상감각(10%), 소아기의 고열 등 가벼운 증상을 보이거나, 성인 말기에 경중도의 신장 또는 심장 문제가 나타나기도 한다. 또한 많은 보인자에게서 특징적인 안과적 이상(70~90%)과 경한 정도의 단백뇨가 나타난다. 드문 경우 X 염색체의 불균형적인 불활성화로 인해 알파-갈락토시다제 A 효소의 기능에 문제가 생겨 보인자인 경우에도 전통적인 파브리병 증상을 나타내거나, 한 가지 장기에 국한되어 심한 장애를 가지기도 한다. 여성 환자의 2~5%에서는 만성신부전에 이르며, 평균 나이는 남성 환자와 비슷하게 40세경이다.

❓ 파브리병은 어떻게 진단하나요?

파브리병의 진단은 특징적인 임상 증상 및 임상 검사 소견을 바탕으로 이루어진다. 진단에 도움이 되는 가족력으로는 가계의 남성 중에 이른 나이에 신장 질환, 조기 뇌졸중, 조기 심질환 등이 나타난 경우다. 백혈구 또는 혈장, 피부 조직의 섬유아 세포에서 알파-갈락토시다제 A 효소의 활성을 측정함으로써 진단할 수 있으며, 유전자 검사로 확진한다. 여성 보인자의 경우 혈액 내 효소 활성도가 정상일 수 있으므로, 반드시 유전자 검사가 필요하다.

Q 파브리병을 의심해 볼 수 있는 고위험군은 어떤 사람들인가요?

원인 불명의 말기신부전증으로 혈액 투석을 받고 있는 남녀 환자의 약 0.2%가 파브리병이며, 원인 불명의 남녀 좌심실 비대 환자의 약 1%에서 파브리병이 원인이라는 보고가 있다. 55세 미만 남자에서 발생한 원인 모를 뇌졸중의 약 5%가 파브리병에 의한 것이라는 보고도 있었으나, 이는 과장된 것이며 실제로는 남녀 환자 중 약 0.13~0.14%로 알려져 있다. 따라서 원인 불명의 좌심실 비대 환자들에서 파브리병이 가장 흔하게 발견되는 편이다.

Q 파브리병은 어떻게 치료하나요?

파브리병의 치료는 대증적인 치료와 근본적인 치료로 나뉜다. 대증적인 치료로는 통증의 예방과 감소를 위해 카르바마제핀 또는 프레가발린 등을 사용한다. 저용량의 마취성 진통제 투약 등의 약물요법이 도움이 되며, 통증을 유발할 수 있는 스트레스, 온도 변화, 과로, 운동 등을 피한다.

혈관각화종은 레이저 치료를 통해 효과를 볼 수 있다. 위장관 증상은 저지방 식이와 식전 소화 보조제(pancrelipase) 및 제토제(metoclopramide) 투여로 호전될 수 있다. 신장 기능에 문제가 있다면 저염식이, 저단백식이, 신장 투석, 신장 이식이 적용된다. 파브리병에서의 심질환은 일반적으로 나타나는 심질환과 병인 및 경과는 다르지만 적용되는 치료 방법은 동일하다. 뇌졸중의 경우, 영구적인 뇌손상을 예방하기 위해 항응고제와 항혈소판제를 투여한다.

근본적인 치료로는 효소대체요법과 경구용 약물도우미(pharmacological chaperone) 치료가 있다. 효소대체요법은 2주마다 정맥으로 효소를 30분~3시간에 걸쳐 주입하는 것이다. 경구용 약제는 유전자형이 이 약물에 효과를 보이는 것으로 판정된 경우에만 처방이 가능하다.

Q 파브리병 효소대체요법을 시작할 수 있는 국내 보험급여기준은 무엇인가요?

학문적으로는 증상이 있으면 치료를 시작하는 것이 원칙이다. 즉, 치료 시작은 빠르면 빠를수록 좋다. 마치 암 환자가 중기나 말기에 치료를 시작하면 치료 효과가 제한적인 것과 같은 원리다. 그러나 국가의 입장에서 보면, 고가의 희귀약품이기 때문에 다른 질환들과 형평성을 맞추기 위해 어느 정도 증상이 진행된 환자들에게 보험급여를 적용하는 기준을 정했다. 특히 보인자인 여성은 증상의 발현 시기가 일반적으로 늦고 증상도 경미하기 때문에 좀 더 엄격한 기준이 적용된다.

세부인정기준 및 방법

1. 허가사항 범위 내에서 아래와 같은 기준으로 투여 시 요양급여를 인정하며, 동 인정기준 이외에는 약값 전액을 환자가 부담토록 함.

― 아　래 ―

가. 투여대상
　1) 다음 요건 중 어느 하나(①~⑨항 중 최소 1개)에 해당하는 파브리병 관련 임상 증상 또는 징후를 보이며, 기타 원인이 배제된(감별진단 된) 환자로서,

2) 백혈구 또는 피부섬유아세포 등에서 알파-갈락토시다제 A 활성도가 감소하고 유전자 검사로 파브리병이 확진된 경우 (단, 이 중 알파-갈락토시다제 A의 활성도 감소가 확인되지 않는 여성 환자의 경우 유전자 검사로 확진할 수 있음)

— 다 음 —

항목	요건	
신장※	① 사구체 여과율 감소 (15≤eGFR(90ml/min/1.73m2(adjusted for age)40)에 2회 이상 해당하는 경우)	
	남성	② 미세알부민뇨()30mg/g) (최소 24시간 간격 2회 이상 검출)
		③ 알부민뇨()20㎍/min) (최소 24시간 간격 2회 이상 검출)
		④ 단백뇨()150mg/24hr)
	여성	⑤ 진행의 임상적 증거를 동반한 단백뇨()300mg/24hr)
심장	⑥ MRI나 심초음파로 입증된 좌심실 비대(좌심실벽 두께)12mm) (단, 고혈압이 동반된 환자의 경우 동 약제 투여 전 최소 6개월의 혈압 치료가 선행되어야 함) 등	
	⑦ 임상적으로 유의한 부정맥 및 전도장애 등	
신경	⑧ 객관적 검사로 입증된 뇌졸중이나 일과성허혈발작 등	
통증	⑨ 항뇌전증약제/또는 최대용량의 진통제(NSAIDs 등)를 사용함에도 조절되지 않는 만성 신경병증성 통증(지속 투여를 위해 진료기록 등을 통해 약제 효과가 지속적으로 입증되어야 함) 등	

※ 신장의 경우, 기타 원인과의 감별진단을 위해 생검을 통한 확진을 권장함.

나. 평가방법

이 약 치료 시작 전 최초 평가를 실시하며, 이후 매 6-12개월 간격으로 신기능 검사(사구체 여과율 등) 또는 심기능 검사(EKG 등) 등을 통해 약제 투여 효과에 대해 종합적으로 평가토록 함.

2. 허가사항 범위(용법·용량)를 초과하여 상기 '가. 투여대상'에 해당하는 소아 파브리병 환자에 '나. 평가 방법'에 따라 투여 시 요양급여를 인정함.

❓ 어떤 환자가 경구용 약물인 갈라폴드의 복용 대상이 되나요?

갈라폴드(성분명: 미갈라스타트)는 경구용 파브리병 치료제로, 모든 파브리병 환자에게 적응증이 있는 것은 아니다. 다음과 같은 조건을 충족하는 환자에게 투여할 수 있다.

① 12세 이상 청소년 및 성인 파브리병 확진 환자
② 파브리병 GLA 유전자에 '순응 변이(amenable mutation)'가 있는 환자: 갈라폴드는 특정 변이(amenable mutation)를 가진 경우에만 효과가 있다. 즉, 갈라폴드에 반응할 수 있는 GLA 유전자 변이가 확인된 경우에 한해 사용한다. 약물 적합 변이(amenable mutation) 여부는 유전자 검사와 변이 분석을 통해 확인해야 하며, 모든 파브리병 환자가 해당하는 것은 아니다.

❓ 환자의 치료비 부담을 경감시켜주기 위한 산정특례제도, 의료비지원제도란 무엇인가요?

(1) 산정특례제도

산정특례제도는 암, 희귀질환, 중증난치질환 등 진료

비 부담이 큰 중증 환자와 희귀질환 환자의 치료비 부담을 경감시키기 위해 마련된 건강보험제도다. 이 제도에 등록되면 해당 질환의 입원 및 외래 진료 시 본인이 부담해야 하는 진료비가 크게 줄어든다. 암 환자의 경우 본인부담금이 5%, 희귀·난치질환자는 10%로 경감된다. 산정특례 등록은 담당 의사가 발급한 산정특례 등록 신청서를 건강보험공단에 제출하면 되고, 등록일로부터 5년간(질환에 따라 기간 상이) 혜택이 적용된다. 희귀질환의 경우, 의료적 문제가 완전히 해결되지 않은 경우에는 5년마다 재등록이 가능하다.

(2) 희귀질환자 의료비지원제도

희귀질환자 의료비지원제도는 산정특례에 등록된 환자 중 소득 및 재산 기준을 충족하는 저소득 건강보험 가입자와 의료급여 수급권자 등을 대상으로, 본인 부담금까지 지원하여 실질적인 진료비 부담을 없애주는 제도다. 산정특례를 통해 이미 진료비의 90%를 건강보험에서 지원받지만, 의료비지원제도를 통해 나머지 10%의 본인 부담금도 추가로 감면받을 수 있다. 2025년 기준, 지원 대상은 1,338개의 희귀질환으로 확대되었으며, 소득·재산 기준(예: 기준 중위소득 140% 미만 등)을 충족해야 한다. 지원 항목은 진료비 본인부담금, 만성신부전 요양비, 보장구 구입비, 인공호흡기 대여료, 간병비, 특수식이 구입비 등으로 다양하다.

파브리병은 위의 두 가지 제도에 모두 적용 가능한 질환이다.

❓ 임산부 및 수유 중인 여자 환자에서 효소대체요법이나 약물도우미(갈라폴드) 치료를 지속해도 안전한가요?

(1) 효소대체요법

임신 자체가 파브리병 증상을 악화시킬 수 있으며, 일부 환자에서는 임신 중에도 효소대체요법이 필요할 수 있다. 그러나 임신 중 효소대체요법의 안전성에 대한 충분한 연구는 아직 이루어지지 않았기 때문에, 치료 지속 여부는 환자의 증상, 질환의 진행 정도, 태아 및 산모의 건강 상태를 종합적으로 고려해 담당 의료진과 반드시 상의하여 결정해야 한다. 수유는 지속해도 된다.

(2) 약물도우미 (갈라폴드)

임신 또는 수유 중인 파브리병 여성 환자에서 갈라폴드(미갈라스타트) 복용의 안전성은 명확히 확립되어 있지 않으며, 다음과 같은 주의가 필요하다.

① 임신 중 사용: 임부에 대한 임상 자료가 제한적이며, 동물 실험(토끼)에서 모체 독성이 나타나는 용량에서 발생 독성이 관찰되었다. 이에 따라 임신 중에는 갈라폴드 사용이 권장되지 않는다.

② 가임 여성: 피임을 하지 않는 가임 여성에게도 이 약의 사용이 권장되지 않는다.

③ 수유 중 사용: 미갈라스타트가 사람의 모유로 분비되는지는 확인되지 않았으나, 동물 실험(랫트)에서는 유즙에서 검출되었다. 따라서 수유 중 영아의 노출 위험을 배제할 수 없으므로 수유 중단 또는 약물 치료 중단 중 하나를 선택해야 하며, 반드시 의료진과 상의해야 한다.

Q 효소대체요법이나 약물도우미 치료는 신장 이식 후에도 계속해야 하나요?

신장 이식 후에도 효소대체요법은 지속되어야 한다. 왜냐하면 신장 이식만으로는 심장, 뇌혈관, 신경계 등에서 진행하는 병의 진행을 예방할 수 없기 때문이다.

Q 효소대체요법을 지속하는 것이 도움이 되지 않아서(무의미해서) 중지해야 하는 임상적 기준들은 무엇인가요?

파브리병에서 효소대체요법 중단이 고려되는 경우는 주로 질병의 중증도, 치료 반응의 부재, 합병증 발생 여부 등에 따라 결정된다. 특히 심한 뇌손상과 관련된 상황에서는 다음과 같은 기준이 적용된다. 다만, 중단 결정은 신경과, 신장내과, 유전학과, 심장내과 등 다학제 팀과의 협의를 거쳐 신중하게 이루어져야 한다.

① 심한 인지 기능 저하 또는 치매: 뇌졸중 이후 발생한 진행성 인지 장애나 치매가 있는 경우(예: 뇌졸중으로 인한 일상생활 기능 상실 또는 의사소통 장애가 지속되는 경우)

② 말기 다기관 손상 동반: 신장 및 심장 기능의 말기

부전과 함께 뇌손상이 진행된 경우(예: 신장 투석이 필요하며 동시에 NYHA Class IV 심부전이 있는 경우), 뇌손상으로 인한 회복 불가능한 신경학적 결함이 존재하는 경우

③ 치료 비순응 또는 중대한 부작용: 정기적인 병원 방문이 불가능하거나 약물 투여를 거부하여 치료 순응도가 낮은 경우, 또는 중증 알레르기 반응(예: 아나필락시스)이 발생한 경우

④ 임상적 반응의 부재: 뇌신경학적 증상이 유일한 치료 적응증인 경우, 1년 이상 효소대체요법을 시행했음에도 신경병성 통증 또는 뇌혈관 이상이 악화되는 경우

⑤ 환자 또는 보호자의 요청: 환자의 삶의 질(QoL)이 현저히 저하되어 치료 지속이 비윤리적으로 판단되는 경우(예: 심한 인지 장애로 인한 자기결정 능력을 상실한 경우, 보호자와 합의하에 중단을 결정)

Q 파브리병 환자 부부가 다음 임신에서 자녀에게 파브리병을 유전시키지 않기 위해서 할 수 있는 방법은 무엇인가요?

① 착상 전 유전 진단(PGT-M): 체외수정(IVF)으로 생성된 배아에서 5~8세포기 또는 포배기에 영양막 세포 생검을 수행하여 GLA 유전자 돌연변이 분석을 통해 정상/보인자/환자 배아를 구분한 뒤 건강한 배아만 자궁 내에 이식한다.

② 산전 진단 후 선택적 임신 중절: 융모막 채취(10~13주) 또는 양수천자(15~18주)를 통해 태아 세포에서 직접 돌연변이 존재 여부를 확인한다. 임신 중절은 「모자보건법」상 24주 이내에만 허용된다. 그러나 윤리적·정서적 부담이 크다.

③ 생식세포 기증 활용: 남성 환자인 경우 정자 기증자를, 여성 보인자인 경우 난자 기증자를 사용하는 방법이 있다.

❓ 현재 연구되거나 임상시험 중인 새로운 치료법은 무엇인가요?

파브리병의 새로운 치료법 연구 동향은 기존 치료법의 한계를 극복하고, 표적 장기 손상을 효과적으로 관리하기 위해 다양한 접근법을 중심으로 진행되고 있다. 주요 치료 전략으로는 차세대 효소대체요법, 기질감량요법, 샤페론 치료, 유전자 치료 등이 활발히 연구 중이며, 일부는 임상시험 단계에서 유의미한 성과를 보이고 있다.

① 차세대 효소대체요법(Next-Generation ERT): 반감기를 연장하여 주사 간격을 2주에서 4주로 늘리는 연구와 신장세포에 보다 효율적으로 표적할 수 있는 효소대체요법이 연구 중이다.

② 기질감량요법(SRT): 현재 2~3개의 저분자 화학물질이 경구용 기질감량요법으로 연구 중이다.

③ 유전자 치료(Gene Therapy): 렌티바이러스를 이용한 ex vivo 유전자 치료가 임상시험 중이다. 또한 아데노연관바이러스를 이용한 세 종류의 in vivo 유전자 치료도 임상시험이 진행 중이다.

④ mRNA 치료 및 병용 요법: 초기 임상시험 단계에서

효소 생성을 일시적으로 증가시키는 전략이 연구 중이다.

⑤ 효소대체요법과 기질감량요법의 병용: 효소 활성이 극도로 낮은 환자에서 두 치료법의 상호 보완적 효과를 기대하며, 장기적 유효성 평가가 진행 중이다.

⑥ 역분화 줄기세포 기반 유전자 편집 연구: 파브리병 환자의 역분화 줄기세포를 유전자 편집 기술로 정상화시키는 실험실 내(in vitro) 기초연구의 보고가 있다.

현재 파브리병 치료 패러다임은 단일 치료에서 맞춤형 병용 요법으로 전환되고 있으며, 2025년 기준 29건의 임상시험이 진행 중이다.

기억에 남는 환자

55세 남자분이 2주 전부터 갑자기 계단을 오를 때 숨이 차고 힘들다는 증상으로 심장내과에 내원하였다. 진찰 소견상 혈압은 정상이었으나 맥박은 분당 48회 정도로 서맥이었고 불규칙했다. 하지에는 부종이 있었다. 한여름 더운 날씨에도 땀이 잘 나지 않는다고 했다. 어릴 때에는 손과 발끝이 매우 아팠으나 나이가 들면서 증상이 호전되었다고 한다. 수년 전부터 양측 귀에서 '삐' 하는 이명이 들려 괴롭다고도 했다. 특별한 피부 병변은 없었다. 작년부터는 좌측 청력이 떨어져 잘 안 들린다고 했다. 가족력으로는 어머님이 60대에 갑자기 사망하셨는데, 원인은 심장

질환이었을 것이라고 추측한다고 했다. 슬하에 20대의 딸과 아들이 각각 한 명씩 있는데, 둘 다 건강하다고 했다.

심전도 검사에서 방실차단(atrioventricular block, AV block)이 확인되었고, 심장초음파에서는 좌심실과 좌우심실벽이 매우 두꺼워져 있었다. 파브리병이 의심되어 효소 분석을 한 결과, 효소 활성도가 정상인의 약 7% 수준으로 매우 낮았다. 파브리병 원인 유전자인 GLA 유전자의 염기서열 분석을 시행한 결과, GLA 유전자의 염기서열이 c.966C〉G로 바뀌어 효소 단백의 322번째 아미노산인 아스파르트산이 글루타민산으로 치환되어 있었다(p.Asp322Glu). 혈액 및 소변의 'Lyso-Gb3'도 매우 상승되어 있었다. 심장 MRI 촬영 시 가돌리니움 조영제를 사용하였는데, 좌심실벽의 섬유화를 시사하는 이상 소견이 관찰되었다. 치료를 시작하면서 심장 기능 감시를 위해 '고감도 트로포닌(high-sensitivity troponin, hsTNT)' '일반 트로포닌(troponin)' 'N-terminal pro-B-type natriuretic peptide(NT-proBNP)' 등의 생물학적 지표를 측정하였는데, 모두 상승되어 있었다. 신장 기능은 정상이었으나 소변에서 경도의 단백뇨가 배출되었다. 청력 검사에서는 양측 모두 높은 주파수의 소리를 잘 듣지 못하는 감각신경형 청력 장애를 시사하였다.

파브리병 환자가 최종적으로 정확한 진단을 받기까지는 평균 10~20년의 긴 시간이 소요된다는 보고가 있다. 특히, 전통형 파브리병보다 성인기에 신장 또는 심장만을 주로 침범하는 지발형 파브리병의 경우에는 진단이 더욱 늦어질 수 있다. 이 환자의 경우에도 소아기부터 신경병성 통증이 있었을 것으로 추정되며, 진단 시점에는 이미 청력 손실과 비후성 심근염이 일부 섬유화를 동반한 상태였다. 너무 늦게 치료가 시작되면 이러한 변화들은 대부분 회복되기 어렵다.

이후 효소대체요법과 심부전증 부정맥에 대한 치료를 시작하였다. 2019년부터는 화학적 도우미인 미갈라스타트(갈라폴드)라는 경구용 약제가 출시되었다. 이 약제는 파브리병의 돌연변이 유전자형에 근거한 맞춤 치료에 해당한다고 할 수 있다. 다행히도 이 환자의 돌연변이인 p.Asp322Glu는 이 약제에 반응하는 것으로 알려져 있다. 유전자형에 따른 반응도는 실험실 내 검사 결과를 바탕으로 데이터베이스화되어 있어 의료진이 파악할 수 있다.

약물은 정해진 시간에 이틀에 1정을 복용하면 된다. 그러나 연간 치료 비용은 효소대체요법과 거의 동일한 정도로 고가이며(한 알에 130만 원으로, 금 2돈에 해당하는 수준이다), 현재까지 판매되는 경구용 약제 중 가장 비싼 약 중 하나다. 국내 도입 초기에는 유전자형이 약물에 반응하더라도 반드시 1년간 효소대체요법을 시행한 후에 갈라폴드로 전환할 수 있었으나, 2025년 8월부터는 치료 시작 단계부터 1차 치료제로 사용할 수 있게 되었다. 또한 연령 제한도 16세에서 12세로 하향 조정되었다. 1회 최대 60일까지만 처방이 가능하다.

    이 환자의 딸은 당연히 보인자이므로 기본적인 검사를 시행하였다. 아직까지는 소변의 단백뇨, 신기능 이상, 심초음파 및 심전도에서도 이상 소견이 없어 정기적으로 1년에 한 번 외래에서 추적 진료를 받고 있다.

현재 연구 중인 새로운 치료법

1. 차세대 효소대체요법(next generation enzyme replacement therapy)

기존의 파브라자임, 파바갈, 레플라갈 등을 사용한 효소대체요법은 파브리병 치료의 표준이다. 최근에는 바이오시밀러(AGA BETA BS) 개발과 함께, 투여 주기를 늘린 장기 지속형 효소대체요법에 대한 연구가 이루어지고 있다. 국내에서는 한미약품과 녹십자가 공동으로 LA-GLA(코드넹: HM15421/GC1134A)를 개발 중이다. 해외에서는 "Chiesi"의 엘파브리오(Elfabrio, 성분명: pegunigalsidase alfa, PRX-102)가 4주 간격 투여를 목표로 임상시험을 진행 중이다.

2. 기질감량요법(SRT)

기질감량요법은 Gb3와 같은 유해 대사체의 생성을 억제하는 방식으로, 경구 복용이 가능해 환자 편의성이 높다는 장점이 있다. 대표적인 약제로는 "사노피"가 개발 중인 벤글루스타트가 있으며 좌심실 비대, 신경병증 등 다양한 임상에서 평가가 이루어지고 있다. 다만, 일부 적응증(예: 우성유전 다낭성 콩팥병(ADPKD), 파킨슨병 등)에서는 임상시험이 실패하여 프로젝트가 중단되었으나, 파브리병 등의 리소좀 축적질환에서는 여전히 임상 3상 연구가 활발히 진행 중이다. 기질감량요법은 모든 유전자 변이형 환자에게 적용할 수 있다는 점에서, 효소대체요법 및 샤페론 요법의 한계를 보완할 수 있다.

3. 샤페론(Chaperone) 요법

미갈라스타트(갈라폴드)는 특정 유전자 변이를 가진 환자에서 알파-갈락토시다제 A의 구조를 안정화하여 효소 활성을 높이는 경구용 치료제다. 실제 임상에서는 효능의 변동성이 보고되어, 치료제 전환 시 환자의 상태를 신중하게 모니터링할 필요가 있다. 미갈라스타트는 순응 변이를 가진 12세 이상 환자에서 장기 치료제로 허가되었으며, 효소대체요법이 불가능하거나 1차 치료 후 전환이 필요한 경우에 사용된다. 현재 12~17세 청소년을 대상으로 한 임상 3상과 신장 합병증 환자군 연구가 5개국에서 진행 중이다. 또한 새로운 세대의 샤페론 분자 개발을 통해 효소 안정화 기전을 개선하려는 연구도 추진되고 있다.

4. 유전자 치료

생체 내 유전자 치료제(in vivo gene therapy)는 대부분 아데노연관바이러스(adenoassociated virus, AAV)를 사용한다. "상가모 테라퓨틱스(Sangamo Therapeutics)"의 'ST-920'은 현재 1/2상 임상을 진행 중이며, 간에서 GLA 유전자를 발현시켜 효소 생산을 유도한다. "프리라인(Freeline)" 역시 간에서 정상 효소를 발현시키는 유전자 치료제를 개발하고 있다. 이 두 회사는 간에 선택적으로 목표화하는 아데노연관바이러스를 기반으로 다양한 단백질 및 효소를 생산할 수 있는 플랫폼 기술을 보유하고 있다. "4D 몰레큘러 테라퓨

틱스(4D Molecular Therapeutics)"의 '4D-310(4DMT)'은 심장 근육세포를 타깃으로 하는 치료제로, 일부 연구에서 중증 부작용이 보고되어 개발이 일시 중단된 사례도 있다.

생체 외 접근법(ex vivo gene therapy)으로는 "아브로바이오(Avrobio)"가 주목받는다. 이 회사는 자가 조혈모세포에 정상 유전자가 포함된 렌티바이러스를 도입하여, 16세 이상 전통형 파브리병 환자 20명에게 생체 내 주입 후 장기간 추적 관찰을 시행하였다. 그러나 현재는 "아브로바이오"가 더 이상 관여하지 않고 캐나다 연구진이 장기 추적 관찰을 이어가고 있다.

유전자 치료는 완치에 가까운 치료 효과를 기대할 수 있지만 장기 안전성, 면역 반응 등 해결해야 할 과제가 많아 상용화까지는 시간이 필요하다. 또한 치료가 개발되더라도 매우 고가의 비용이 문제로 작용할 수 있다. 또한 아데노연관바이러스는 기존에 해당 바이러스에 대한 항체를 보유한 환자에게는 사용할 수 없으며, 유전자 치료가 실패할 경우 재투여가 불가능하다는 한계점도 존재한다.

5. 병용 및 복합 치료 전략

효소대체요법과 기질감량요법, 또는 효소대체요법과 샤페론 요법의 병용 전략이 연구 중이다. 병용 시 Lyso-Gb3 등 바이오마커 감소 효과가 상승하는 것으로 보고되었다. 이러한 결과는 일부 환자군에서 맞춤형 복합 치료 전략으로서의 유망성을 시사한다.

6. mRNA 치료, 세포 치료, 유전자 편집(CRISPR)

mRNA 치료제, 세포 치료, CRISPR 등 유전자 편집 기반 치료는 아직 초기 연구 단계에 머물러 있으나, 파브리병의 근본적인 치료를 목표로 하는 차세대 전략으로 주목받고 있다.

　　　　　　　＊＊＊

　파브리병 치료는 점차 경구용 치료제, 장기 지속형, 유전자 치료 등 환자 편의성과 치료 효율을 높이는 방향으로 진화하고 있다. 여전히 전형적인 남성 환자에서는 효소대체요법이 1차 치료로 권고되지만, 다양한 유전자형 환자에서 맞춤형 치료 전략이 점차 확대되고 있다. 경구용 치료제(기질감량요법, 약물학적 도우미인 샤페론)와 유전자 치료의 상용화가 가시화되면, 환자 삶의 질과 생존율이 크게 향상될 것으로 기대된다. 다만 각 치료 전략별로 장기 안전성, 효능의 변동성, 고비용 등 해결해야 할 과제가 여전히 남아 있다.

에필로그

파브리병 환자와 가족에게 전하는 희망의 메시지

파브리병이라는 진단을 처음 받았을 때, 여러분의 마음에는 아마도 두려움과 혼란 그리고 막막함이 가득했을 것입니다. 희귀질환이라는 낯선 이름, 예측할 수 없는 증상, 앞으로의 삶에 대한 걱정까지 모든 것이 한꺼번에 밀려와 감당하기 힘들었으리라 생각합니다. 하지만 이 글을 통해 여러분께 작은 위로와 희망을 전하고 싶습니다.

먼저, 여러분은 혼자가 아닙니다. 파브리병을 앓고 있는 많은 환자와 가족들이 서로를 이해하고 지지하며 함께 걸어가고 있습니다. 같은 길을 걷는 이들이 있다는 사실

만으로도 우리는 한층 더 용기를 낼 수 있습니다. 더불어 의료진과 연구진 그리고 사회 곳곳의 지원자들도 여러분의 곁에서 함께 싸우고 있습니다. 최근 파브리병에 대한 연구와 치료법은 놀라운 속도로 발전하고 있으며, 효소대체요법과 같은 치료법을 통해 삶의 질이 크게 향상되고 있습니다. 과거에는 상상할 수 없었던 미래가 이제는 현실이 되고 있습니다.

파브리병은 분명 쉽지 않은 길입니다. 때로는 치료 과정이 고되고, 일상 속에서 남들과 다르다는 이유로 외로움을 느낄 수도 있습니다. 그러나 여러분의 용기와 인내 그리고 가족의 사랑은 이 모든 어려움을 이겨낼 수 있는 가장 큰 힘입니다. 서로를 격려하고, 작은 변화에도 기뻐하며, 오늘 하루를 소중히 살아가는 여러분의 모습이야말로 진정한 희망의 증거입니다.

또한 파브리병을 앓고 있는 여러분의 경험은 사회에 큰 의미를 남깁니다. 여러분의 목소리와 이야기는 더 많은 이들에게 희귀질환에 대한 인식을 높이고, 새로운 치료법 개발과 제도 개선에 소중한 밑거름이 됩니다. 여러분의 삶은 결코 혼자만의 싸움이 아니며, 더 나은 미래를 만들어가는 소중한 여정입니다.

끝으로, 오늘도 묵묵히 자신의 길을 걷고 있는 환자와 가족 여러분께 진심 어린 응원의 박수를 보냅니다. 힘들 때는 잠시 쉬어가도 괜찮습니다. 서로를 믿고, 희망을 잃지 않으며, 작은 기적들을 하나씩 쌓아가길 바랍니다. 여러분의 앞날에 따뜻한 빛이 항상 함께하기를 진심으로 기원합니다.

FABRY DISEASE

파브리병

지은이 | 유한욱

펴낸날 | 1판 1쇄 2025년 8월 25일

대표이사 | 양경철
편집주간 | 박재영
편집 | 지은정
디자인 | 박찬희
발행처 | ㈜청년의사

발행인 | 양경철
출판신고 | 제313-2003-305(1999년 9월 13일)
주소 | (04074) 서울시 마포구 독막로 76-1(상수동, 한주빌딩 4층)
전화 | 02-3141-9326
팩스 | 02-703-3916
전자우편 | books@docdocdoc.co.kr
홈페이지 | www.docbooks.co.kr

ⓒ 유한욱, 2025

이 책은 ㈜청년의사가 저작권자와의 계약을 통해 대한민국 서울에서 출판했습니다.
저작권법에 의해 보호를 받는 저작물이므로 무단전재와 복제를 금합니다.

ISBN 979-11-93135-34-1 (93510)

- 책값은 뒤표지에 있습니다.
- 잘못 만들어진 책은 서점에서 바꿔드립니다.

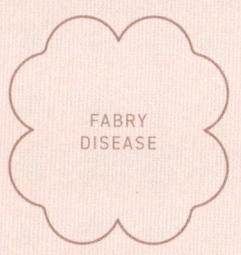

FABRY DISEASE

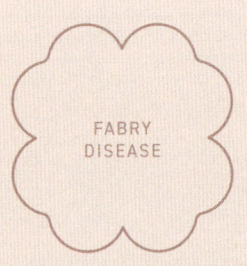